Prof. Dr. med. Julia Seiderer-Nack

DAS HILFT BEI CED

PROF. DR. JULIA SEIDERER-NACK

Das hilft bei CED

Neue Therapien bei chronisch-entzündlichen Darmerkrankungen

Antientzündlich leben bei Morbus Crohn und Colitis ulcerosa

herbig

Bildnachweis
Mit 4 Abbildungen von Adobe Stock: S. 15 (© Christos Georghiou), S. 18 (© Science SF), S. 21 (© designua), S. 29 (© pikovit) und 1 Abbildung von Shutterstock: S. 42 (© Sweaty Grease Studio, Bearbeitung: Silhouette, Speiseröhre und Entzündungsherde hinzugefügt), S. 46 (© Sweaty Grease Studio, Bearbeitung: Magen entfernt)

Abbildung ausgefüllte CED-Disk: https://www.leben-mit-ced.de/colitis-ulcerosa/leben.html, Stand: April 2025

Impressum
Umschlaggestaltung von Gramisci Editorial Design, München/Isabelle Jozina Fischer, unter Verwendung einer Abbildung von Getty Images/MirageC. Das Bild zeigt ein grünes Stoffband.

Gedruckt auf chlorfrei gebleichtem Papier

MIX
Papier | Fördert gute Waldnutzung
FSC® C014889

Für die deutschsprachige Ausgabe:

Franckh-Kosmos Verlags-GmbH & Co. KG,
Pfizerstraße 5–7, 70184 Stuttgart
info@kosmos.de

ISBN 978-3-96859-092-9
Projektleitung: Laila Prota, Nicole Janke
Lektorat: Dr. Doris Kliem, Urbach
Gestaltungskonzept, Gestaltung und Satz: VerlagsService Dietmar Schmitz, Erding
Produktion: Vanessa Frömmig
Druck und Bindung: Friedrich Pustet GmbH & Co KG, Regensburg
Printed in Germany/Imprimé en Allemagne

Inhalt

Anhang 193

Vorwort

Die beiden Krankheitsbilder Morbus Crohn oder Colitis ulcerosa sind chronisch-entzündliche Darmerkrankungen (CED), die rund 400 000 Menschen in Deutschland und vier Millionen Menschen weltweit betreffen – Tendenz steigend. Diese Menschen durchleben eine Achterbahnfahrt mit Phasen der akuten Darmentzündung und Zeiträumen der Ruhe und können durch diese schubweise verlaufenden Erkrankungen im Alltag, im Berufsleben, in der Partnerschaft und in der Freizeit erheblich belastet sein – und das meist lebenslang.

Der Darm hat in den vergangenen zwanzig Jahren einen beeindruckenden Imagewandel erfahren: Früher als langweiliges Verdauungsorgan oder Schlauch im Bauch gesehen, betrachten wir den Darm heute als Schaltzentrale der Gesundheit, in der das Zusammenspiel von Darmbakterien, Ernährung, Immunsystem und Nervensystem wichtige Weichen für den gesamten Organismus stellt. Wir wissen auch, wie eng der Darm über das Nervensystem und Botenstoffe in Kontakt mit unserem Gehirn steht. Und wir wissen, dass Essen nicht nur satt macht, sondern je nach Zusammensetzung aus den einzelnen Nährstoffen erheblichen Einfluss auf die Gesundheit unseres Darmes und auf die Regulation unseres Immunsystems ausüben kann.

Diese Erkenntnisse aus der Grundlagenforschung rund um das Thema Darm haben auch unsere Sichtweise auf chronisch-entzündliche Darmerkrankungen verändert. Vor fünfzig Jahren wurden die Erkrankungen Morbus Crohn und Colitis ulcerosa oftmals noch als psychosomatische Krankheitsbilder abgestempelt. Heute sprechen wir dagegen von komplexen Störungen der Interaktion zwischen Bakterien und Immunsystem an der Darmbarriere, für die es neben genetischen Ursachen und Fehlregulationen in der Immunabwehr auch Hinweise auf Risikofaktoren im Bereich der Ernährung gibt.

Auch wenn wir die Entstehungsmechanismen von chronisch-entzündlichen Darmerkrankungen noch nicht komplett verstanden haben, hat die Medizin in den letzten Jahren doch schon große Hürden gemeistert. Zunehmendes Wissen über die Ursachen hat zu einer rasanten Weiterentwicklung der therapeutischen Möglichkeiten für viele Patienten geführt. Betroffene mit Morbus Crohn und Colitis ulcerosa können heute aufgrund der Entwicklung von spezifischen Antikörpern (sogenannten Biologika) und gezielten Eingriffen in das Immunsystem auf eine Vielfalt an Behandlungsmöglichkeiten und eine normale Lebenserwartung hoffen. Angesichts der Fülle von Informationen, klinischen Studien und Fortschritten in der Forschung ist es jedoch manchmal gar nicht so einfach, als Patient oder Patientin einen Überblick über die Chancen und Risiken verschiedener Behandlungsverfahren zu behalten. Zudem besteht bei allem wissenschaftlichen Fortschritt zunehmend der Wunsch nach ganzheitlichen Therapieansätzen, in denen komplementärmedizinische Methoden und auch die seelische Gesundheit eine Rolle spielen. Auch suchen viele Betroffene nach Anregungen, wie sie selbst durch den eigenen Lebensstil aktiv den Krankheitsverlauf beeinflussen und Komplikationen vorbeugen können. Insbesondere das Thema entzündungshemmende Ernährung spielt im Alltag von CED-Patientinnen und -Patienten eine ganz wesentliche Rolle – und steht zunehmend auch im Fokus der Wissenschaft. Je mehr Einblicke wir in die Mechanismen der Entzündungsentstehung gewinnen, desto besser verstehen wir auch, wie wir Nahrung als Therapie einsetzen können.

Morbus Crohn und Colitis ulcerosa sind chronische, lebensbegleitende Erkrankungen, die diese aktive Mitgestaltung durch die betroffenen Patientinnen und Patienten brauchen, damit es »chronisch gut« wird. Aus der langjährigen Tätigkeit in der CED-Ambulanz der Ludwig-Maximilians-Universität München und nun in meiner eigenen Praxis für ganzheitliche Medizin heraus ist es mir ein Herzensanliegen, Sie mit meinem Patientenratgeber auf diesem Weg der Mitgestaltung zu unterstützen – durch Informationen zu neuen Erkenntnissen in Bezug auf Krankheitsentstehung und moderne Therapiemöglichkeiten, insbesondere aber auch mit vielen lebensnahen und ganzheitlichen Tipps und Perspektiven, um diese lebensbegleitende Aufgabe mithilfe einer antientzündlichen Lebensweise gut zu meistern.

In diesem Sinne: Bleiben Sie gesund und schubfrei!

München im Mai 2025
Julia Seiderer-Nack

Tatort Darm

Mehr als Schlauch im Bauch – Multitasking im Magen-Darm-Trakt

Wenn man nicht gerade wegen andauernden Durchfalls seine Zeit auf der Toilette verbringt, könnte man die acht Meter Darm in unserer Körpermitte als wirklich faszinierendes Organ bezeichnen – und das nicht nur aufgrund seiner imposanten Ausmaße. Auf einer Schleimhautoberfläche im Größenformat eines Tennisplatzes (ca. 200 Quadratmeter) erbringt der Darm täglich Höchstleistung für uns. Er sorgt dafür, dass wir aus der Nahrung lebenswichtige Stoffe aufnehmen und daraus Energie zum Leben gewinnen. Im Laufe eines durchschnittlichen Menschenlebens werden etwa 50 000 Liter Flüssigkeit und dreißig Tonnen Lebensmittel durch den Dünn- und Dickdarm transportiert. Dabei werden lebenswichtige Makronährstoffe (Kohlenhydrate, Fette und Eiweiße) sowie Vitamine, Spurenelemente und Wasser über die Darmwand aufgenommen. Der Darm ist zudem Hauptwohnsitz unseres Mikrobioms, also der Ansammlung von über einer Billion Bakterien, die über ihre Gene und Stoffwechselfunktionen einen gewaltigen Einfluss auf unsere Gesundheit und die Abwehrvorgänge in unserem Körper haben. Nirgendwo sonst auf der Erde findet man eine so hohe Bakteriendichte wie im Mikrokosmos des menschlichen Darmes. Gleichzeitig ist unser Darm auch die größte Kontaktfläche des menschlichen Körpers mit der Umwelt und muss unseren Organismus vor dem Eindringen schädlicher Krankheitserreger schützen. Dazu ist eine intakte Darmbarriere, also eine funktionierende Grenzschicht aus Darmzellen und schützenden Bakterien, so wichtig. Im Darm finden sich deshalb auch viele Abwehrzellen unseres Immunsystems, die uns an dieser Grenzschicht gegen Krankheitserreger verteidigen und unserem Körper beibringen, welche Fremdstoffe wir attackieren und welche wir tolerieren sollen. Ohne die Interaktion mit Bakterien und das Training an der Darmbarriere wäre unser Immunsystem nicht in der Lage, den menschlichen Organismus vor Infektionen zu schützen. Zudem verfügt der Darm über ein eigenes umfangreiches Nervensystem, das nicht nur für die Darmbewegungen und den Transport des Nahrungsbreis sorgt, sondern auch in ständigem Informationsaustausch mit unserem Gehirn steht und damit auch unser Schmerzempfinden und unsere Gefühlslage beeinflussen kann.

Eigentlich ist der Darm also ein wirkliches Multitasking-Talent – solange sich im Ökosystem Darm alles in Balance befindet. Geraten die gut aufeinander abgestimmten Abläufe zwischen Darmbarriere, Bakterien sowie Immun- und Nervensystem im Darm jedoch aus dem Gleichgewicht, werden Entzündungsprozesse in Gang gesetzt, die unsere Gesundheit sehr beeinträchtigen können. Genau das passiert bei den chronisch-entzündlichen Darmerkrankungen Morbus Crohn und Colitis ulcerosa. Wie das Zusammenspiel von Bakterien, Immunsystem, Genen und Umweltfaktoren in unserem Körper zu solchen chronischen Entzündungen führen kann und welche Folgen sich daraus ergeben, ist ein äußerst komplexer Vorgang, den die Wissenschaft mehr und mehr zu entschlüsseln und zu verstehen beginnt und den wir in diesem Kapitel näher unter die Lupe nehmen wollen.

Der anatomische »Ort des Geschehens« befindet sich in der Mitte unseres Körpers. Dort liegt unser Verdauungstrakt (in der Fachsprache **Gastrointestinaltrakt** genannt), der die aufgenommene Nahrung von der Mundhöhle bis zum Darmausgang transportiert und für die Aufnahme von lebenswichtigen Kohlenhydraten, Fetten und Eiweißen, Wasser und Elektrolyten sowie Vitaminen und Spurenelementen sorgt. Nachdem der Nahrungsbrei über Mundhöhle und Speiseröhre (Ösophagus) in den Magen gelangt ist, findet mithilfe der Magensäure die erste große Zerlegung und Aufspaltung der Nahrungsbestandteile statt. Hat das Säurebad seine Wirkung getan, geht es für den Nahrungsbrei durch den Magenpförtner (Pylorus) weiter in Richtung Darm. Der menschliche Darm wird anatomisch in Dünndarm und Dickdarm unterteilt. Diese beiden Abschnitte sind nicht nur unterschiedlich aufgebaut, sondern nehmen auch verschiedene Aufgaben während des Verdauungsvorgangs wahr.

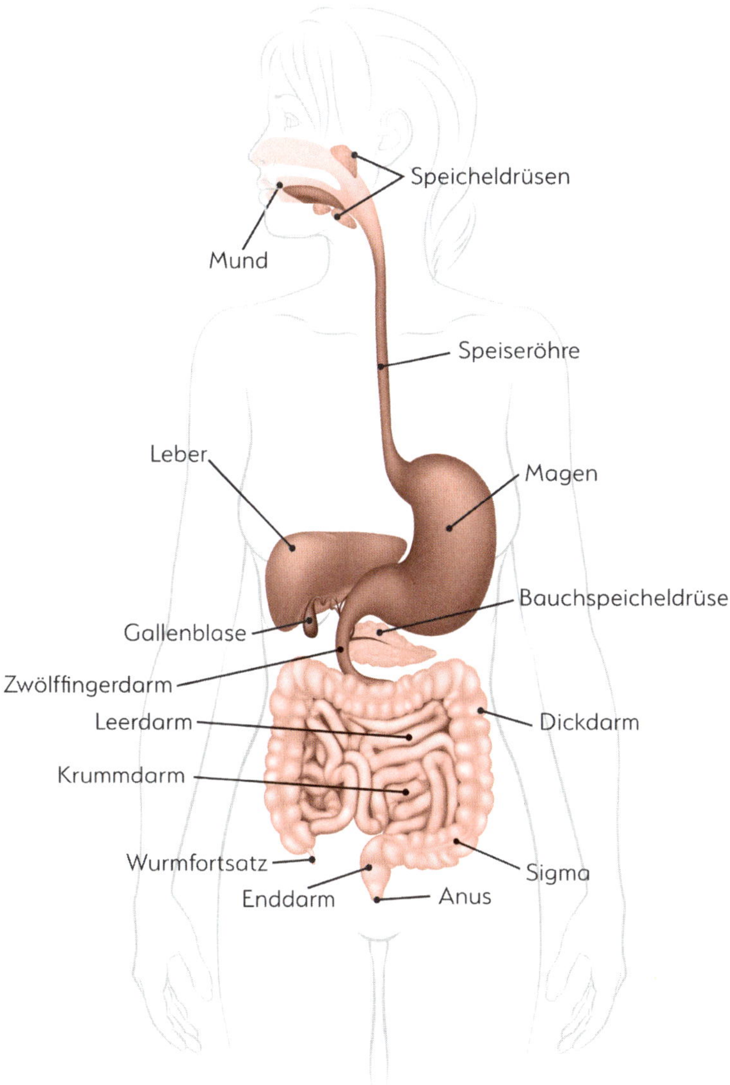

Gastrointestinaltrakt des Menschen

Dünndarm

Der Dünndarm ist der längste Abschnitt des Verdauungstrakts. Beim Erwachsenen beträgt seine Länge zwischen drei und sechs Metern, Frauen haben angeblich einen zehn Zentimeter längeren Dünndarm. Er beginnt unmittelbar nach dem Magenausgang und besteht aus drei Abschnitten:

- Zwölffingerdarm (Duodenum),
- Leerdarm (Jejunum) und
- Krummdarm (Ileum).

Der Dünndarm ist der wichtigste Darmabschnitt für die Verdauung und die Aufnahme von Nahrungsbestandteilen wie Kohlenhydraten, Eiweiß und Fetten. In den ersten Teil des Dünndarms, den **Zwölffingerdarm** (Duodenum), werden die Verdauungssäfte aus der Gallenblase und der Bauchspeicheldrüse geleitet. Gemeinsam mit den Enzymen des Dünndarms sorgen die Verdauungssäfte dafür, dass der Nahrungsbrei in seine einzelnen Bestandteile zerlegt wird: Zuckerverbindungen (z. B. aus Brot oder Nudeln), Fettsäuren (z. B. aus Butter oder Öl) und Eiweißmoleküle (z. B. aus Fleisch, Milch- oder Eiprodukten). Im zweiten Abschnitt des Dünndarms, dem **Leerdarm** (Jejunum), werden die zerlegten Nahrungsbestandteile über die Darmwand aufgenommen und gelangen über den Blutweg zur Leber, wo sie weiterverarbeitet werden und dem Körper dann als Energielieferanten zur Verfügung stehen. Im dritten Abschnitt des Dünndarms, dem **Krummdarm** (Ileum), werden zusätzlich Vitamine (z. B. Vitamin B_{12}), Spurenelemente und Gallensäuren aufgenommen (resorbiert). Die Passage des Nahrungsbreis durch den Dünndarm dauert je nach Nahrung und Anatomie bis zu zehn Stunden.

Im rechten Unterbauch geht der Dünndarm dann in den nächsten Abschnitt, den Dickdarm (Kolon), über. An diesem Übergang von Dünn- zu Dickdarm befindet sich die sogenannte **Ileozökalklappe** (auch Bauhin'sche Klappe genannt). Die Ileozökalklappe verhindert den Rückfluss von Nahrung und Bakterien in den Dünndarm und trennt diese beiden Darmabschnitte wie ein Ventil.

Dickdarm

Der Nahrungsbrei, der über die Klappe in den Dickdarm gelangt, besteht fast nur noch aus unverdaulichen Bestandteilen, die zum Teil den dort ansässigen Darmbakterien als Nahrung dienen bzw. als Stuhlgang ausgeschieden werden. Der Dickdarm wird entsprechend seinem Verlauf anatomisch ebenfalls in mehrere Abschnitte eingeteilt (siehe Abbildung auf S. 15) und endet mit dem **Enddarm** (Rektum) und dem Darmausgang. Der Dickdarm macht dabei im linken und rechten Oberbauch je eine deutliche Kurve, die man anatomisch als linke und rechte **Flexur** bezeichnet.

Die Hauptaufgabe des Dickdarms ist vor allem die Rückresorption (Wiederaufnahme) von Wasser und Blutsalzen aus dem Darminneren zurück in den Körper. Zudem bilden die Darmbakterien dort für den Menschen wichtige Vitamine und kurzkettige Fettsäuren. Der eigentliche Enddarm (Rektum) ist etwa zwanzig Zentimeter lang. Dort werden die unverdaulichen Nahrungsteile als eingedickter und geformter Stuhl zwischengelagert, bis Stuhldrang entsteht und die Darmentleerung über den **Anus** erfolgt.

Aufbau der Darmwand

Von außen betrachtet gleicht der Darm einem rosafarbenen Schlauch in unserer Bauchhöhle. Dieser Schlauch liegt aber nicht schlaff und teilnahmslos in unserer Mitte, sondern zeigt Eigendynamik: Die Darmwand enthält außen eine Muskelschicht, die sich zusammenziehen und wieder entspannen kann. Dadurch entstehen rhythmische Bewegungen des Darmes, die sogenannte **Peristaltik**. Diese Bewegungen sind wichtig, um den Nahrungsbrei von oben nach unten durch den Darm und Richtung Ausgang zu befördern. Zur Steuerung dieser Muskelbewegungen verfügt der Darm über ein eigenes Nervensystem. Die Darmwand ist von mehr als hundert Millionen Nervenzellen umhüllt, die den Transport des Nahrungsbreis regulieren und über Nervenstränge, Botenstoffe und Hormone mit dem zentralen Nervensystem (also dem Gehirn und dem Rückenmark) eng verbunden sind. Dieses Nervensystem des Darmes (**enterisches Nervensystem**, umgangssprachlich oft auch Bauchhirn oder Darmhirn genannt), kann empfindlich auf Stress, Umweltreize, hormonelle Veränderungen oder Bestandteile der Ernährung reagieren und Beschwerden verursachen. Kein Wunder, dass in der Wissenschaft mittlerweile diese Darm-Hirn-Achse im Mittelpunkt vieler Forschungsbemühungen steht (siehe S. 28).

Betrachtet man den Aufbau der Darmwand genauer, so kann man insgesamt drei Schichten erkennen: Die Darmschleimhaut (Mukosa) bildet die innere Grenzschicht zum Darminhalt. Sie ist umgeben von einer zweiten Versorgungsschicht, der sogenannten Submukosa, die Blut- und Lymphgefäße enthält. Die dritte Schicht ist die bereits erwähnte Muskelschicht, die den Darm in Bewegung bringt.

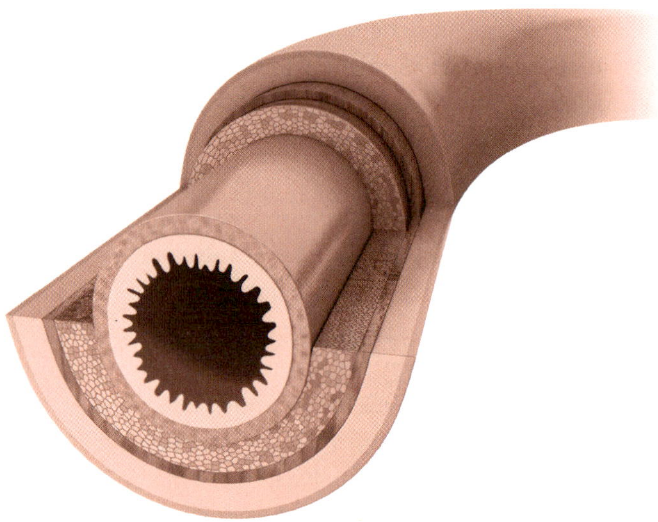

Aufbau der menschlichen Darmwand

Um die Bestandteile der Nahrung gut aufnehmen und gleichzeitig den im Bauchraum vorhandenen Platz maximal ausnutzen zu können, ist die Oberfläche des Dünndarms durch Ausstülpungen der Schleimhaut enorm vergrößert. Die Darmschleimhaut ist dazu zunächst einmal selbst in Falten gelegt. Auf diesen Falten befinden sich weitere Ausstülpungen (Zotten), und selbst auf der einzelnen Darmzelle finden sich kleine Ausbuchtungen, die sogenannten Mikrovilli. Würde man die gefaltete Schleimhautoberfläche des Dünndarms glattziehen, hätte die gesamte ausgebreitete Oberfläche eine Größe von etwa 200 Quadratmetern. Das entspricht etwa der Größe eines Tennisplatzes. Im Darm ist also eine enorme Fläche auf engstem Raum zusammengefaltet, um eine maximale Aufnahme von Nährstoffen zu ermöglichen. Diese gewaltige Größe des Darmes bedeutet im Umkehrschluss aber auch, dass eine Entzündung dieser großen Fläche eben auch massive Folgen haben kann. Bildlich gesprochen kann bei einem Patienten oder einer Patientin mit einer chronischen Entzündung von Darmabschnitten unter Umständen sogar die Grundfläche seines oder ihres Wohnzimmers entzündlich in Flammen stehen und für entsprechende Beschwerden sorgen.

Die Darmbarriere – warum Abgrenzung wichtig ist

Die Darmwand muss zwei zentrale Aufgaben erfüllen: Zum einen benötigt unser Körper lebenswichtige Nährstoffe; diese müssen über die Darmschleimhaut aufgenommen und in das Blutsystem eingespeist werden. Zum anderen ist unser Darm eine unserer größten Grenzflächen zur Außenwelt; und dort lauert natürlich auch Gefahr. Die Darmwand muss daher verhindern, dass Bakterien, Viren, Pilze oder schädliche Substanzen aus der Nahrung oder Umwelt durch die Schleimhaut in unseren Blutkreislauf gelangen. Deshalb muss genau geregelt werden, welche Stoffe die Darmwand passieren dürfen (und damit möglicherweise auch mit unserem Immunsystem in Kontakt kommen) und welche nicht. Die Darmschleimhaut bildet dabei einen hochspezialisierten Grenzwall zwischen dem Inneren unseres Körpers und der Außenwelt. Diese sogenannte **Darmbarriere** besteht aus drei wichtigen Elementen:

- In einer gesunden **Darmschleimhaut** (Mukosa) stehen die einzelnen Darmzellen dicht an dicht und bilden eine geschlossene Abwehrmauer. Die Zellen werden dabei durch spezielle Verbindungsproteine, die sogenannten Tight Junctions, miteinander verhakt, um die Zwischenräume ganz dicht zu schließen. Gäbe es diese Tight Junctions nicht, könnten Bakterien und Schadstoffe ungehindert durch die Zwischenräume zwischen den einzelnen Zellen schlüpfen, in den Blutkreislauf gelangen und das Immunsystem aktivieren. Zum besseren Schutz der Abwehrmauer ist die Darmschleimhaut zudem komplett mit einer dicken, schützenden Schleimschicht überzogen. Diese enthält bestimmte Schleimstoffe (Muzine) und körpereigene Abwehrstoffe (Defensine), die von der Schleimhaut selbst produziert werden, um gefährliche Eindringlinge abzuwehren (siehe Abbildung auf S. 21).
- Auf der Darmschleimhaut und ihrem Schutzfilm siedeln sich als dichte weitere Schutzschicht zudem **Darmbakterien** an. Sie verhindern, dass sich krankmachende Erreger an die Darmwand anlagern und in den Blutkreislauf gelangen. Zudem regulieren sie das Immunsystem und bilden selbst für die Vitalität der Darmschleimhaut wichtige Stoffe (siehe S. 31).
- In der Darmwand unterhalb der Schleimhaut befindet sich zudem das **darmeigene Immunsystem**, also Abwehrzellen, die am Ort des Geschehens im Gefahrenfall schnell eingreifen können, falls krankmachende Erreger die Darmschleimhaut durchdringen.

Ist eine oder sind mehrere dieser Verteidigungslinien beschädigt, so kann die Darmbarriere löchrig und durchlässig werden. Dies wird in der Wissenschaft als erhöhte intestinale Permeabilität bezeichnet und ist allgemein eher unter dem Namen **Leaky Gut**, also durchlässiger Darm, bekannt. Gemeint ist dasselbe: Die Grenzschicht im Darm ist nicht mehr komplett dicht und wird durchlässig für Bakterien und Fremdstoffe. Die Ursachen für solche Schäden am Abwehrwall können vielfältig sein: So können z. B. durch Einnahme von Antibiotika oder Medikamenten sowie

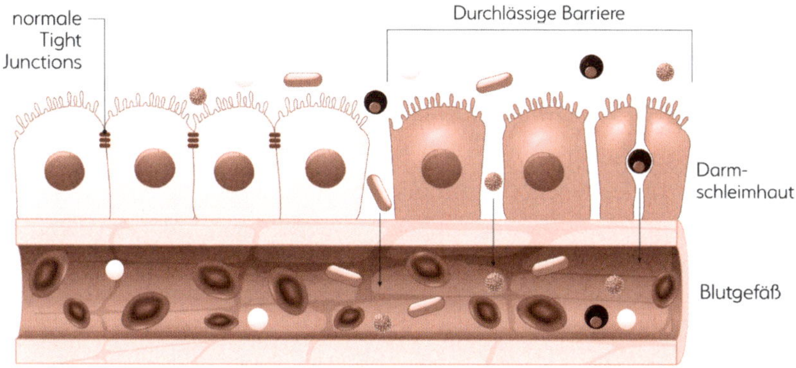

Die Darmbarriere

durch Infekte die Darmbakterien empfindlich gestört werden. Aber auch Nahrungsbestandteile, Umweltgifte und chemische Zusatzstoffe stehen im Verdacht, der Darmbarriere schaden zu können (siehe S. 146). Die Folge einer durchlässigen Darmbarriere: Fremdeiweiße (z. B. aus der Nahrung) und Krankheitserreger können den Abwehrwall überwinden und gelangen ungehindert in den Blutkreislauf bzw. in Kontakt mit dem Immunsystem. Die Immunzellen lösen Alarm aus – und damit ist der Weg frei für Entzündungsprozesse, Autoimmunreaktionen oder auch allergische Reaktionen, die Grundlage unterschiedlicher Krankheitsbilder sein können.

Auch in der komplexen Entstehung von chronisch-entzündlichen Darmerkrankungen scheinen Störungen der Darmbarriere eine Rolle zu spielen. Infolge einer erhöhten Durchlässigkeit für Bakterien und Fremdstoffe wird das Immunsystem übermäßig stark aktiviert. Zeit also, die Rolle des Immunsystems im Darm genauer in den Blick zu nehmen.

Immunsystem im Trainingslager

Der Darm ist einer der wichtigsten Schauplätze und Trainingszentrum unseres Immunsystems. Nirgendwo sonst im menschlichen Körper finden sich so viele Abwehrzellen wie im Darm. Mehr als siebzig Prozent aller Immunzellen des menschlichen Körpers sind in der Darmwand zu finden und verteidigen uns gegen Krankheitserreger und Substanzen, die mit der Nahrung in den Körper gelangen und möglicherweise gefährlich sein können. Im Darm findet täglich eine sehr intensive Auseinandersetzung des Immunsystems mit neuen Substanzen aus der Außenwelt statt. Der Darm dient damit dem Immunsystem als lebenslanges »Trainingslager«. Die Herausforderung für das Immunsystem des Darmes besteht darin, harmlose Nahrungsbestandteile zu tolerieren und zwischen »guten«, im Verdauungstrakt ansässigen Bakterien und »schlechten«, von außen eindringenden und krankmachenden Bakterien, Viren und Parasiten zu unterscheiden und diese effektiv zu bekämpfen. Das Immunsystem muss rund um die Uhr in der Lage sein, Abwehrstoffe gegen schädliche Erreger und Substanzen zu bilden und diese Informationen über die Immunzellen in der Blutbahn auch an andere Abwehrzentren im Körper weiterzugeben (also z. B. Lymphknoten und Milz). Das Immunsystem im Darm reguliert also nicht nur das Abwehrgeschehen vor Ort, sondern bringt auch anderen Immunzellen im Körper bei, welche Fremdkörper zu bekämpfen sind und von welchen keine Gefahr ausgeht. Das Immuntraining im Darm beginnt dabei unmittelbar nach der Geburt eines Menschen und erfordert als wichtigsten Trainingspartner und »Coach« die Darmbakterien, die in engem Signalaustausch mit den Immunzellen des Darmes stehen (siehe S. 26).

Kein Überleben ohne Darmbakterien!
Keimfrei aufgezogene Mäuse, die also komplett ohne Bakterienflora im Darm aufwachsen, besitzen beispielsweise ein stark unterentwickeltes Immunsystem und sind nicht überlebensfähig. Interessanterweise können sich in solchen Studien mit Mäusen ohne Darmbakterien auch die Nervenzellen des Gehirns nicht richtig entwickeln. Das macht die Komplexität des Zusammenspiels zwischen Bakterien, Immunsystem und Nervensystem im Körper sehr deutlich.

Entzündung: Fluch oder Segen?

Akute und chronische Entzündungen

In unserem Alltag kommen wir täglich mit Viren, Bakterien oder Pilzen in Kontakt, die für unseren Organismus möglicherweise auch gefährlich sein können. Eine schnelle Abwehrreaktion des Immunsystems bei Gefahr ist für den Menschen daher lebensnotwendig. Das körpereigene Immunsystem ist durch angeborene und erworbene Mechanismen in der Lage, einen krankmachenden Erreger schnell zu erkennen und Alarm zu schlagen – und damit als überlebenswichtige Schutzreaktion eine akute Entzündung auszulösen. Dabei werden von den Immunzellen Entzündungsbotenstoffe (sogenannte **Zytokine**) produziert, die weitere Immunzellen zum Infektionsort locken und aktivieren und für eine stärkere Durchblutung des betroffenen Gewebes sorgen. Unter dem Einfluss der Blutgefäßerweiterung und der Immunreaktion wird das betroffene Areal meist rot, schwillt an und schmerzt. Diese klassischen Entzündungssymptome kennen wir beispielsweise von einer akuten Entzündungsreaktion beim Eindringen von Bakterien in eine Hautwunde. Mit dieser akuten und genau gesteuerten Schutzreaktion unter dem Einfluss der Zytokine gelingt es dem Immunsystem meist, die gefährlichen Eindringlinge zu beseitigen bzw. das Gewebe abheilen zu lassen. Sind alle Eindringlinge beseitigt und ist die Gefahr gebannt, beruhigt sich das Immunsystem normalerweise wieder, und die Entzündungsreaktion flaut ab. Anders sieht es dagegen bei einer chronischen Entzündung aus.

Unterschied zwischen akuter und chronischer Entzündung

Auch bei einer chronischen Entzündung wird eine Abwehrreaktion des Immunsystems mit Rötung und Schwellung des Gewebes sowie Ausschüttung von Zytokinen in Gang gesetzt. Im Gegensatz zu einer akuten Entzündung wird sie aber nicht mehr kontrolliert beendet. Denn ist die Regulation der Immunantwort durch Störungen im Zusammenspiel von Genen, Bakterien und Gewebe aus dem Gleichgewicht geraten, kann eine anhaltende Produktion entzündungsfördernder Zytokine verhindern, dass die Abwehrreaktion wieder abklingt. Und genau das ist – wie es der Name schon vermuten lässt – das Problem bei chronisch-entzündlichen Darmerkrankungen: Eine dauerhafte Entzündung in der Darmschleimhaut kann aufgrund einer anhaltenden Zytokinproduktion vom eigenen Immunsystem nicht mehr beendet werden und führt zu einer dauerhaften Entzündung des Darmgewebes. Deren Folge sind Durchfälle, Bauchschmerzen und Blutungen.

Die Ursache dieser chronischen Entzündungsreaktion bei CED ist komplex und beginnt meist mit einer Störung der Darmbarriere. Erhöht sich durch verschiedene Faktoren die Durchlässigkeit dieses Schutzwalls, so dringen Bakterien und unverdaute Nahrungsbestandteile in die Darmwand ein und lösen dort die Freisetzung von Zytokinen und damit eine Entzündungsreaktion aus, da der Körper diese fremden Stoffe als gefährlich einstuft. Wie wir heute wissen, spielen dabei Risikogene (siehe S. 32) eine wichtige Rolle in der Bakterienerkennung und Immunkontrolle und tragen damit zur Entstehung dieser Entzündungsreaktion bei. Bei chronisch-entzündlichen Darmerkrankungen werden besonders große Mengen der Zytokine Tumornekrosefaktor alpha (TNF-alpha) und auch Interleukin 17 und 23 (IL-17 und IL-23) freigesetzt, die die Entzündung durch das Anlocken anderer Immunzellen weiter ankurbeln. Je mehr wir über die molekularen Abläufe und die Bedeutung solcher Zytokine wissen, desto besser gelingt es uns auch, spezifische Therapien zu entwickeln: So können wir beispielsweise versuchen, diese Zytokine durch zielgerichtete Antikörper in ihrer Wirkung zu blockieren und damit die Entzündungskaskade zu unterbrechen. Genau das ist der Wirkmechanismus von Biologika, die wir uns später noch ansehen werden (siehe S. 88).

Zum angeborenen Immunsystem gehören auch lokale Abwehrsysteme der Darmschleimhaut, die eine Beseitigung schädlicher Mikroorganismen unterstützen. So bilden Spezialzellen der Darmschleimhaut (sogenannte Paneth-Zellen im Dünndarm) kleine Eiweißstoffe, die sogenannten **Defensine**. Diese Botenstoffe des Abwehrsystems, die eine Art körpereigenes Antibiotikum darstellen, nehmen Einfluss auf die Zusammensetzung der Darmbakterienflora und verhindern, dass Bakterien die Darmbarriere durchdringen können. Fehlen diese Defensine (z. B. bei einem Gendefekt) oder werden sie nicht richtig aktiviert (z. B. bei Änderungen im Darmmilieu), so wird die Darmbarriere geschwächt und das Immunsystem durch den verstärkten Kontakt mit Bakterien überaktiviert. Störungen in diesem Abwehrsystem und eine zu geringe Produktion von Defensinen scheinen insbesondere beim Morbus Crohn eine wichtige Rolle in der Krankheitsentstehung zu spielen.

Entzündungssymptome

Die Folgen der Entzündungsreaktion führen bei den Betroffenen schnell zu Symptomen: Die Darmwand ist bei chronisch-entzündlichen Darmerkrankungen durch das vermehrte Eindringen der Immunzellen verdickt und angeschwollen. Infolge der starken Entzündung kommt es auch zu einem Funktionsverlust des Darmes, d. h., die Schleimhaut kann nicht mehr so gut Wasser resorbieren oder Nährstoffe aufnehmen. Daher verbleibt mehr Wasser im Darm, der Stuhl wird sehr dünnflüssig, und die Betroffenen leiden unter Durchfällen. Wegen der starken entzündlichen Veränderung der Schleimhaut kann der Durchfall dabei auch blutig sein. Aufgrund der verminderten Nährstoffaufnahme kommt es zu Gewichtsverlust und Schwäche. Auch wichtige Vitamine und Spurenelemente (z. B. Eisen und Vitamin B_{12}) werden von der entzündeten Schleimhaut nicht mehr gut resorbiert. Der entstehende Mangel kann beispielsweise zu Blutarmut (Anämie) führen (siehe S. 54). Dauert eine Entzündungsreaktion sehr lange an, vernarbt darüber hinaus die Darmschleimhaut zunehmend, und manchmal kommt es auch zu Zellveränderungen (siehe S. 73).

Die bei CED freigesetzten Zytokine wirken nicht nur im Darm, sondern können über die Freisetzung in den Blutkreislauf auch in anderen Organen zu einer Aktivierung des Immunsystems und zu einer Entzündung führen. So kann es bei Morbus Crohn und Colitis ulcerosa beispielsweise auch zu Beschwerden der Gelenke oder der Haut kommen (siehe S. 57). Da diese Entzündungen außerhalb des Darmes ablaufen, spricht man in der Medizin auch von extraintestinalen Manifestationen.

Wir sind nicht allein – Wunderwelt Mikrobiom

Von außen unsichtbar, existiert im menschlichen Darm ein großes Ökosystem von Milliarden von Mikroorganismen, mit denen wir eine gegenseitig voneinander abhängige Lebensgemeinschaft bilden. Diese Milliarden von kleinen »Untermietern«, also Bakterien, Viren und Pilzen, die uns bzw. unsere Körperzellen dicht besiedeln und ihre eigenen Gene mitbringen, nennen Experten das **Mikrobiom**. Mit Blick auf die reine Biomasse sind wir Menschen als Wirtsorganismus dem Mikrobiom gewichtsmäßig deutlich überlegen und verantworten 99 Prozent unseres Gesamtgewichts. Vergleicht man allerdings die Anzahl der vorhandenen menschlichen Zellen mit der Anzahl der Mikroorganismen, muss man leider feststellen, dass diese zehnfach in der Überzahl sind und dazu noch 150-mal mehr genetisches Material mitbringen, als in menschlichen Zellen zu finden ist. Für uns Menschen also Grund genug, für ein friedliches Zusammenleben zu sorgen!

Das bakterielle Mikrobiom mit seinen etwa Tausend verschiedenen Bakterienarten im Darm stellt ein sehr komplexes Ökosystem dar und hat für uns Menschen lebenswichtige Funktionen:

- Bakterien sind der wichtigste **Trainingspartner für das Immunsystem** und sorgen für ein Gleichgewicht zwischen Alarmstimmung und Toleranz.
- Die Bakterien im Darm sind essenzieller Teil der bereits erwähnten **Darmbarriere** und verhindern, dass sich schädliche Erreger an die Darmzellen anlagern und in den Blutkreislauf gelangen.
- Darmbakterien sind auch für **Stoffwechsel und Energieversorgung** unverzichtbar: Sie fermentieren (vergären) nicht nur Kohlenhydrate, sondern bauen auch die Ballaststoffe in unserer Nahrung zu kurzkettigen Fettsäuren ab (Essig-, Propion- und Buttersäure). Diese dienen unter anderem der Energieversorgung der Darmzellen. Diese kurzkettigen Fettsäuren sind auch für das Immunsystem wichtig, da sie ein antientzündlicher Signalstoff sind und die Regulation von Abwehrzellen beeinflussen. Insbesondere die Buttersäure (Butyrat) spielt in der Steuerung von Entzündungsvorgängen eine wichtige Rolle.
- Außerdem regen Bakterien die **Darmperistaltik** an, bilden lebensnotwendige **Vitamine** wie z. B. das für die Blutgerinnung wichtige Vitamin K und sind an der **Entgiftung** schädlicher Stoffwechselprodukte und Medikamente über den Darm beteiligt.

Jeder Mensch trägt dabei eine individuelle Darmflora in sich, die einerseits genetisch beeinflusst bzw. von den Eltern übernommen wurde, andererseits aber auch erheblich von der Nahrung und von Umweltfaktoren mitbestimmt wird. Die erste Besiedelung des Darmes erfolgt während der Geburt durch den Kontakt mit dem Mikrobiom der Mutter im Geburtskanal. So zeigen sich bereits Unterschiede in der Zusammensetzung des Darmmikrobioms im Vergleich von per Kaiserschnitt entbundenen und auf natürlichem Wege geborenen Kindern. Ein stabiles Mikrobiom ist etwa ab dem dritten Lebensjahr ausgereift und zeichnet sich im besten Falle durch eine große Artenvielfalt aus, also eine bunte Mischung aus vielen verschiedenen Bakterienarten mit unterschiedlichen Funktionen. Diese Artenvielfalt ist interessanterweise bei Menschen in westlichen Industrienationen deutlich weniger ausgeprägt als beispielsweise bei Menschen aus Entwicklungsländern – der Einfluss von Hygiene, Ernährung und Medikamenten liegt also nahe. Und in der Tat kann dieses empfindliche Ökosystem im Darm beispielsweise durch die Einnahme von Antibiotika oder durch Zusatzstoffe in der Nahrung (z. B. Emulgatoren) nachhaltig geschädigt werden (siehe S. 146).

Die Darmbakterien und die Stoffwechselprodukte, die sie herstellen oder weiterverarbeiten, haben großen Einfluss auf unsere Gesundheit und Krankheit. So haben wir heute deutliche Hinweise darauf, dass Erkrankungen wie Adipositas (Fettleibigkeit) oder Diabetes (Zuckerkrankheit), aber auch Autoimmunerkrankungen oder Depressionen, mit einem veränderten Mikrobiom in Zusammenhang stehen können. Insbesondere Entzündungsprozesse im Darm können durch die Interaktion zwischen Bakterien und Darmschleimhaut stark beeinflusst werden. Daher überrascht es nicht, dass das Mikrobiom und seine Rolle für das Immunsystem in der weltweiten Forschung nach den Ursachen und auch möglichen Therapieansätzen bei chronisch-entzündlichen Darmerkrankungen sehr stark im Fokus der Forschung stehen.

Der Darm denkt mit: die Darm-Hirn-Achse

Der Darm ist von einem Geflecht von mehr als hundert Millionen Nervenzellen umgeben und besitzt damit ein eigenes Nervensystem (siehe S. 17), das zunächst einmal für die Bewegung der Darmwandmuskulatur und die Peristaltik für den Transport des Nahrungsbreis verantwortlich ist. Dieses enterische Nervensystem enthält bis zu fünfmal mehr Nervenzellen als das Rückenmark

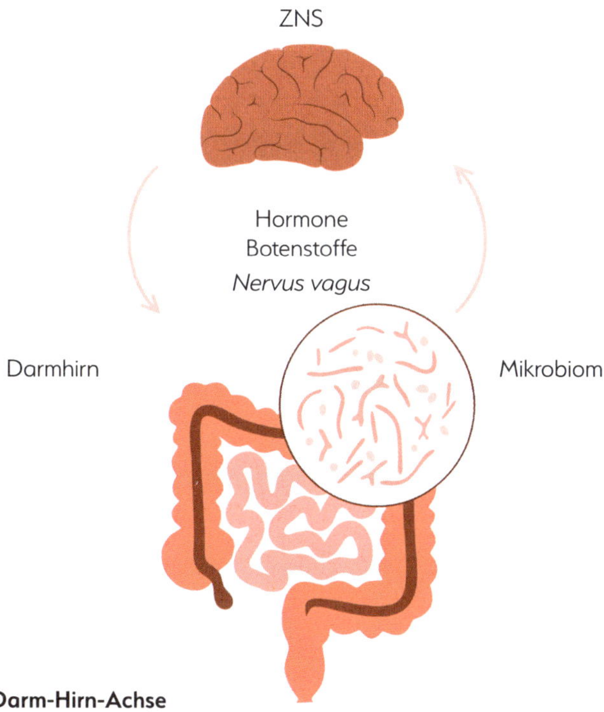

Die Darm-Hirn-Achse

und ist damit eine selbstständige Steuerzentrale in unserer Körpermitte, ein »zweites Gehirn« sozusagen, das übrigens aus Sicht der Evolution älter ist als unser Gehirn. Das Darmhirn steht rund um die Uhr in engem und gegenseitigem Austausch mit unserem zentralen Nervensystem (ZNS) im Gehirn. Das Darmhirn schickt Informationen an das zentrale Nervensystem, und das zentrale Nervensystem wiederum sendet seine Botschaften an das Darmhirn. Forscher sprechen aufgrund des starken Einflusses von der sogenannten **Darm-Hirn-Achse**. Interessant ist dabei, dass etwa neunzig Prozent aller Informationen aus dem Darm in Richtung Hirn fließen, der Darm unserem zentralen Nervensystem also deutlich mehr zu sagen hat als andersherum. Das lässt auch ansatzweise erahnen, wie groß der Einfluss der Vorgänge in unserem Darm auf unseren gesamten Organismus ist. Dieses Modell der Darm-Hirn-Achse ist daher in den letzten Jahren stark in den

Fokus der Forschung gerückt. Es bietet spannende Erklärungsansätze, wie unser Denken und Fühlen durch den Darm beeinflusst werden – und andersherum, wie auch unser Gefühlszustand Auswirkungen auf den Darm haben kann, z. B. bei Stress oder Ärger.

Diese Kommunikation zwischen Gehirn und Darm erfolgt vor allem über Hormone und Botenstoffe und bezieht auch das vegetative Nervensystem mit ein, also den Teil des Nervensystems, der die inneren Organe versorgt. Insbesondere der *Nervus vagus*, unser größter Körpernerv, ist eine wichtige Verbindungsleitung zwischen Darm und Gehirn. Zudem mischen sich in diese Kommunikation auch Signale aus dem Immunsystem und aus der Welt der Darmbakterien (Mikrobiom) ein. Das Bauchhirn verwendet für den Austausch von Informationen die gleichen Botenstoffe wie das Gehirn. So reagieren die Nervenzellen im Darm ebenso wie die Nervenzellen in unserem Kopf auf Botenstoffe wie **Adrenalin** bei Stress oder auf das Glückshormon **Serotonin**. Dadurch lässt sich beispielsweise auch erklären, warum wir aus Aufregung vor einer Prüfung ständig auf die Toilette müssen oder Durchfall haben. Die Stresssignale aus dem Gehirn erreichen auch unser darmeigenes Nervensystem, das die Darmwand daraufhin vermehrt in Bewegung setzt.

Warum die Seele mitleidet

Forscher vermuten, dass die Verwendung derselben Botenstoffe im zentralen Nervensystem und im Bauchhirn auch eine Erklärung für psychische Begleitsymptome bei CED sein könnte. Vierzig Prozent aller Patientinnen und Patienten mit Morbus Crohn und Colitis ulcerosa zeigen im Krankheitsverlauf auch Symptome wie Angst oder Depressionen. Das wurde bisher nur durch die psychosozialen Belastungen und Einschränkungen erklärt. Erste Studien zeigen aber auch, dass die Entzündungsprozesse im Darm die Kommunikation zwischen dem Darm und dem Gehirn direkt beeinflussen und Symptome wie Schmerzen, Stress, Angstzustände und Stimmungsstörungen verschlimmern können.

Auf Ursachenforschung: Gene, Umwelt, Ernährung und Bakterien

Manches in der Medizin ist und bleibt kompliziert. So kennen wir bis zum heutigen Tag die genauen Ursachen für die Entstehung eines Morbus Crohn oder einer Colitis ulcerosa leider nicht bis ins letzte Detail. Die Wissenschaft geht derzeit bei chronisch-entzündlichen Darmerkrankungen von einer **multifaktoriellen Ursache** aus. Das heißt, erst durch ein Zusammenspiel von verschiedenen Risikofaktoren kommt es zum Ausbruch der Krankheit. Ein unglückliches Zusammenwirken von genetischen Faktoren, Umweltfaktoren, Ernährung und Störungen in der Zusammensetzung unseres Darmmikrobioms führt demnach letztendlich zu einem Defekt in unserer Darmbarriere und zu einer Fehlregulation der Immunantwort. Diese hat dann eine dauerhafte Entzündungsreaktion der Darmschleimhaut zur Folge.

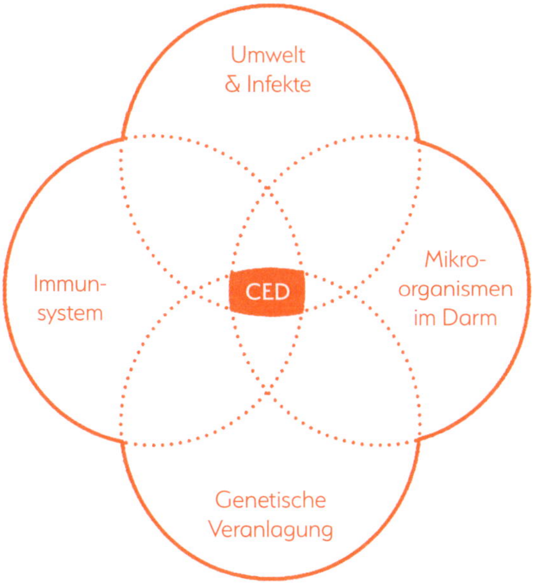

Multifaktorielle Entstehung von chronisch-entzündlichen Darmerkrankungen

Genetik

Zunächst einmal kommt den erblichen Faktoren eine wichtige Rolle zu: Sowohl für den Morbus Crohn als auch für die Colitis ulcerosa ist eine familiäre Häufung bekannt. Das heißt, direkte Verwandte eines CED-Patienten oder einer CED-Patientin haben ein erhöhtes Risiko, ebenfalls an einem Morbus Crohn oder einer Colitis ulcerosa zu erkranken. Als Ursache wurden in den letzten zwanzig Jahren dank rasant zunehmender technischer Möglichkeiten mittlerweile über 150 verschiedene **Risikogene** identifiziert, die bei den Betroffenen die Entstehung einer chronisch-entzündlichen Darmerkrankung begünstigen können. Das erste wichtige Krankheitsgen für die Entstehung des Morbus Crohn (das sogenannte CARD15/NOD2-Gen) wurde im Jahr 2001 auf dem Chromosom sechzehn gefunden. Noch haben die umfangreichen Studien zu Risikogenen keinen unmittelbaren Einfluss auf die Therapie von Menschen mit chronisch-entzündlichen Darmerkrankungen. Sie helfen uns aber, die zugrunde liegenden Veränderungen in der Immunabwehr des Darmes besser zu verstehen. Manche dieser Gene beeinflussen die Erkennung von Bakterien, andere wiederum sind für die Produktion von entzündungsfördernden Botenstoffen oder schützenden Eiweißstoffen in der Darmwand verantwortlich.

Risikogen = Erkrankung?

Wichtig zu wissen: Das Vorhandensein eines Risikogens bedeutet nicht automatisch, dass man auch an einer chronisch-entzündlichen Darmerkrankung erkrankt, und nicht jeder CED-Patient trägt Risikogene. Viele Personen entwickeln trotz des Vorhandenseins von Risikogenen keinen Morbus Crohn oder keine Colitis ulcerosa. Folglich braucht es wohl wirklich mehrere verschiedene Faktoren, bevor es zum Ausbruch einer chronisch-entzündlichen Darmerkrankung kommt.

Geografische Herkunft, Hygiene und Mikrobiom

Interessanterweise finden sich beim Blick auf die Weltkarte deutliche geografische Unterschiede in der Verbreitung dieser Erkrankungen: Ganz allgemein sind chronisch-entzündliche Darmerkrankungen in Industrienationen viel häufiger, und sie weisen in ihrer Verbreitung in Europa sowie den USA ein deutliches Nord-Süd-Gefälle auf. Während in Europa in den skandinavischen Ländern und Großbritannien die höchsten Erkrankungsraten gefunden werden, sind die Erkrankungen im Mittelmeerraum seltener. Außerhalb von Europa und Nordamerika, z. B. im asiatischen Raum oder auch in Entwicklungsländern, treten CED bislang ebenfalls seltener auf. Ob dies nur an den Genen oder vielleicht auch an der Ernährungsweise, der Artenvielfalt der Bakterien im Darm oder anderen Umweltfaktoren liegt, ist für die Forschung natürlich sehr spannend, aber noch nicht abschließend geklärt.

Ein Erklärungsversuch in Bezug auf die unterschiedlichen Häufigkeiten in Industrienationen und Entwicklungsländern ist die sogenannte **Hygienehypothese**: Sie geht davon aus, dass es bei sehr hygienischen Verhältnissen in der Kindheit zu weniger Infektionen kommt und daher das Immunsystem weniger stark trainiert wird – sauber ist also nicht unbedingt gesund! Der menschliche Darm und sein immunologisches Abwehrsystem scheinen von einem gewissen Trainingseffekt durch Dreck (korrekter formuliert, durch den Kontakt mit Bakterien, Viren, Parasiten, Milben und anderem organischem Material) zu profitieren, um im weiteren Leben eine gute Balance zwischen entzündlicher Abwehr und Toleranz halten zu können. Wenn man sich vor Augen hält, dass das Immunsystem bei chronisch-entzündlichen Darmerkrankungen dauerhaft überaktiviert und aus dem Gleichgewicht ist, erscheint diese Theorie durchaus plausibel.

Interessant ist in diesem Zusammenhang auch der Blick auf die »Untermieter« im menschlichen Darm, also die **Zusammensetzung des Mikrobioms** und deren Unterschiede zwischen Industrienationen und Entwicklungsländern. Studien zeigen beispielsweise eine deutlich größere Artenvielfalt und Diversität der Darmbakterien bei afrikanischen Kindern im Vergleich zu Kindern der westlichen Industrienationen. Eine große Artenvielfalt im Darm scheint dabei, wie bereits erwähnt (siehe S. 28), einen wichtigen Schutz vor immunologischen Fehlsteuerungen, Allergien und Entzündungen darzustellen. Das unterstreicht erneut die Bedeutung des Mikrobioms bei der Steuerung unseres Immunsystems und der Funktion unserer Darmbarriere. Personen mit chronisch-entzündlichen Darmerkrankungen weisen nicht nur eine insgesamt verminderte Artenvielfalt im Darm auf, sondern es kommen auch einzelne Bakterien wie z. B. das *Faecalibacterium prausnitzii*, das über sehr entzündungshemmende Eigenschaften verfügt und als wichtiger Butyratbildner gilt, bei Kindern und Erwachsenen mit Morbus Crohn in verminderter Zahl vor. Gleichzeitig scheinen proinflammatorische, also entzündungsfördernde Bakterien übermäßig stark vertreten zu sein. Angesichts der zentralen Rolle des Mikrobioms bei der Immunregulation und der Steuerung der Darmbarriere liegt es nahe, dass Störungen in der Artenvielfalt oder Zusammensetzung der Darmbakterien an der Entstehung der CED zumindest teilweise bzw. in Interaktion mit Genen und Umweltfaktoren beteiligt sind. Klar ist auch, dass Störfaktoren wie Ernährung oder Antibiotika genau darüber auch ihre negative Wirkung in Sachen chronisch-entzündliche Darmerkrankung entfalten: Werden das Mikrobiom und die Darmbarriere gestört, ändert sich auch die Immunreaktion, und der Startknopf in Richtung ungesteuerte Entzündung wird möglicherweise gedrückt.

Umweltfaktoren

Welche Umwelteinflüsse genau eine chronisch-entzündliche Darmerkrankung beeinflussen, ist nicht zu hundert Prozent geklärt. Aus Zwillingsstudien lassen sich jedoch wichtige Hinweise auf mögliche Risikofaktoren gewinnen, wenngleich wir nicht sicher sagen können, wie stark diese einzelnen Faktoren das Entstehen der Krankheit beeinflussen.

So scheint z. B. das **Stillen** einen vorbeugenden Effekt gegen die Entstehung einer chronisch-entzündlichen Darmerkrankung zu haben. Kinder, die nach der Geburt über längere Zeit gestillt werden, entwickeln seltener einen Morbus Crohn oder eine Colitis ulcerosa.

Auch zeigt sich immer mehr, dass die Gabe von **Antibiotika** in der Kindheit mit einem fast zweifach erhöhten Risiko verbunden ist, an einer CED zu erkranken, insbesondere dann, wenn Breitspektrum-Antibiotika zum Einsatz kamen oder eine häufige Gabe erfolgte.

Wahrscheinlich ist auch, dass **Rauchen** einen wesentlichen Risikofaktor für die Entwicklung eines Morbus Crohn darstellt: Das Risiko, an einem Morbus Crohn zu erkranken, ist in Studien bei Rauchern zum Teil doppelt so hoch wie bei Nichtrauchern. Rauchen ist aber nicht nur einer der wichtigsten Risikofaktoren für die Entstehung eines Morbus Crohn, sondern beeinflusst auch den Krankheitsverlauf der Betroffenen sehr negativ. Rauchende Patientinnen und Patienten mit Morbus Crohn haben etwa doppelt so viele Schübe wie Nichtraucherinnen und Nichtraucher und haben häufiger Komplikationen wie z. B. Stenosen und Fisteln. Für Personen mit Colitis ulcerosa dagegen ist der Zusammenhang zwischen dem Rauchen und der Krankheitsentstehung bzw. dem Verlauf nicht nachgewiesen.

Ganz besonders im Fokus steht bei der Suche nach externen Ursachen in unserer Lebenswelt Industrienation natürlich die **Ernährung** (siehe S. 146).

Westliche Ernährung als Risikofaktor

Die Häufigkeit chronisch-entzündlicher Darmerkrankungen ist weltweit ungleich verteilt, und bei Menschen aus Ländern mit niedrigen CED-Raten (wie z. B. Asien) steigt nach einer Migration in Hochrisikoländer (wie z. B. USA, Kanada oder Europa) das Erkrankungsrisiko deutlich an. Forschende vermuten hinter dieser Beobachtung eine veränderte »westliche« Ernährungsweise mit einem großen Anteil verarbeiteter Nahrungsmittel, tierischer Fette und Proteine, Zucker, Salz und frittierter Speisen bei gleichzeitig geringem Verzehr von Obst, Gemüse und Ballaststoffen als Risikofaktor. Auch Zusatzstoffe in verarbeiteten Lebensmitteln wie Emulgatoren und Verdickungsmittel stehen immer wieder im Verdacht, Veränderungen im Mikrobiom oder Schädigungen an der Darmbarriere auszulösen und damit das Risiko für eine chronisch-entzündliche Darmerkrankung zu erhöhen (siehe S. 146).

Wie und wann genau diese vielen verschiedenen Faktoren einander beeinflussen und letztendlich zur Entstehung von chronisch-entzündlichen Darmerkrankungen führen, haben wir in der Medizin noch nicht vollständig geklärt. Fest steht aber, dass ein Zusammenwirken dieser angeborenen oder erworbenen Risiken letztlich in einer Schädigung der Darmbarriere und einer nicht mehr umkehrbaren Fehlzündung für das Immunsystem endet. Die Folge: eine ungesteuerte Entzündungsreaktion, die für die Betroffenen immer wieder schubweise »Alarm im Darm« auslöst. Zeit also, sich die beiden Krankheitsbilder Morbus Crohn und Colitis ulcerosa genauer anzusehen.

Dauerhaft »Alarm im Darm«: chronisch-entzündliche Darmerkrankungen

CED: ein Name, viele Gesichter

Unter dem Begriff chronisch-entzündliche Darmerkrankungen (CED; engl.: Inflammatory Bowel Disease, kurz: IBD) fasst man die beiden Krankheitsbilder Morbus Crohn und Colitis ulcerosa zusammen, bei denen es zu dauerhaften, also chronischen Entzündungen im Bereich des Verdauungstrakts kommt. Diese Entzündungen können bei den Betroffenen zu Durchfällen, Bauchschmerzen, Fieber oder auch Gewichtsabnahme führen. Charakteristisch für die chronisch-entzündlichen Darmerkrankungen ist dabei ein **schubartiger Krankheitsverlauf**: Akute Phasen mit hoher Krankheits- und Entzündungsaktivität wechseln sich mit entzündungsfreien Ruhephasen ohne Beschwerden ab. Die Entzündungsphasen werden als akuter Schub, die entzündungsfreien Phasen als Remission bezeichnet (siehe S. 47). Wie lange solche entzündungsfreien Ruhephasen anhalten und wie ausgeprägt die akuten Entzündungsphasen sind, ist dabei von Patient zu Patient unterschiedlich. Auch gibt es durchaus Betroffene, die in ihrem Leben nur einen oder wenige Schübe erleiden. Manche dagegen zeigen aber auch eine sehr starke Entzündungsaktivität mit vielen Schüben und zahlreichen Komplikationen.

Trotz vieler Gemeinsamkeiten sind der Morbus Crohn und die Colitis ulcerosa zwei verschiedene Erkrankungen, die z. B. in unterschiedlichen Bereichen des Darmes zu Entzündungen führen, mit anderen Komplikationen einhergehen können und auch auf immunologischer und genetischer Ebene Unterschiede aufweisen. Da beide Krankheitsbilder sich jedoch in den Beschwerden und Symptomen sehr ähnlich sind, sind für eine genaue Abgrenzung zwischen den beiden Erkrankungen weitere Untersuchungen wie

Laboranalysen, Magen- und Darmspiegelung sowie bildgebende Verfahren wie Ultraschall und Magnetresonanztomografie (MRT) erforderlich. In ca. zehn Prozent der Fälle ist es trotz umfangreicher Diagnostik aber nicht möglich, eindeutig zwischen einem Morbus Crohn und einer Colitis ulcerosa zu unterscheiden. In diesem Fall wird das Krankheitsbild dann **Colitis indeterminata** genannt, das bedeutet: nicht näher einzuordnende Darmentzündung.

Bekannte Unterschiede zwischen Morbus Crohn und Colitis ulcerosa

	Morbus Crohn	Colitis ulcerosa
Welche Teile des Verdauungstrakts können betroffen sein?	gesamter Verdauungstrakt (also z. B. auch Mund und Magen) typisch: Entzündungen am Ende des Dünndarms (terminales Ileum)	klassischerweise nur der Dickdarm (Kolon)
Ist der Enddarm (Rektum) betroffen?	nur bei ca. zwanzig Prozent der Patienten und Patientinnen	fast immer
Ist das terminale Ileum betroffen?	bei ca. achtzig Prozent der Patientinnen und Patienten	sehr selten
Wie sieht die Darmschleimhaut aus?	im Wechsel entzündete und gesunde Schleimhaut	ausgehend vom Rektum durchgehend entzündete Schleimhaut (kontinuierliche Entzündung)
Welche Schichten der Darmwand sind betroffen?	alle Wandschichten des Darmes	nur die obere Schleimhaut (Mukosa)
Was sind häufige Komplikationen?	Engstellen (Stenosen), Fisteln, Abszesse und Konglomerate (entzündlich miteinander verklebte Darmschlingen)	Blutungen, Darmdurchbruch (Perforation), höheres Risiko für Dickdarmkrebs bei Pankolitis

Chronisch-entzündliche Darmerkrankungen befallen typischerweise vor allem Menschen in jungen Lebensjahren zwischen dem 20. und 30. Lebensjahr, können aber auch bereits im Kindesalter oder erst in späteren Lebensabschnitten auftreten. Derzeit sind in Deutschland schätzungsweise 400 000 Menschen von einem Morbus Crohn oder einer Colitis ulcerosa betroffen. In Europa und Nordamerika schätzt man die Zahl der Personen mit CED insgesamt auf ca. vier Millionen. Interessanterweise nimmt die Zahl der Neuerkrankungen in den Industrienationen und asiatischen Ländern in den letzten Jahren beständig zu. Das wirft natürlich auch Fragen zu Ursachen wie der veränderten Ernährungsweise auf (siehe S. 146). Auswertungen von Daten der gesetzlichen Krankenkassen zeigen allein in Deutschland beispielsweise zwischen 2012 und 2018 einen Anstieg der Krankheitshäufigkeit um 29 Prozent (Colitis ulcerosa) bzw. dreizehn Prozent (Morbus Crohn). Diese Zunahme ist übrigens auch darauf zurückzuführen, dass in Europa bei immer mehr älteren Patienten und Patientinnen die Diagnose chronisch-entzündliche Darmerkrankung gestellt wird.

Morbus Crohn

Der Name für diese chronisch-entzündliche Darmerkrankung geht auf den Entdecker des Krankheitsbilds zurück, den amerikanischen Arzt Burrill Crohn, der 1932 gemeinsam mit Kollegen erstmals eine wissenschaftliche Abhandlung über eine bisher nicht bekannte Entzündung im unteren Dünndarm veröffentlicht hat. Das Wort *morbus* kommt aus dem Lateinischen und bedeutet übersetzt einfach Krankheit.

Morbus Crohn macht sich bei den Betroffenen vor allem durch Bauchschmerzen, Durchfälle und Gewichtsverlust bemerkbar. Charakteristisch für diese Darmentzündung ist, dass die Entzündung in allen Abschnitten des Verdauungstrakts auftreten kann, also von der Mundhöhle bis zum Enddarm. Besonders oft ist dabei der letzte Abschnitt des Dünndarms betroffen, das sogenannte terminale Ileum. Manche Patientinnen und Patienten zeigen aber auch einen Befall der Mundschleimhaut, des Magens oder des Dickdarms. Dreißig bis vierzig Prozent der Personen mit Morbus Crohn haben einen reinen Dünndarmbefall, bei 40 bis 55 Prozent sind sowohl Dünn- als auch Dickdarm betroffen, und nur bei fünfzehn Prozent ist allein der Dickdarm entzündet. Typisch ist ein abschnittsweiser Befall der Darmschleimhaut mit Entzündungsherden, die sämtliche Gewebeschichten des Darmes angreifen und zerstören können. Entzündete Schleimhautbereiche wechseln sich also mit normaler, gesunder Schleimhaut ab.

Die dauerhafte Entzündung führt bei dreißig bis vierzig Prozent der Betroffenen im weiteren Krankheitsverlauf zu **Komplikationen**. Dazu gehören vor allem entzündliche oder narbige Engstellen des Darmes (Stenosen) sowie Abszesse und entzündliche Gangbildungen (Fisteln; siehe S. 43). Entzündungsreaktionen kann es auch an Gelenken, der Haut oder den Augen geben, die dann als extraintestinale Manifestationen bezeichnet werden (siehe S. 57). Infolge der veränderten Aufnahme von Nährstoffen über die Darmschleimhaut finden sich häufig auch Blutarmut (Anämie), Gewichtsverlust und Mangelernährung als Begleiterscheinungen des Morbus Crohn (siehe S. 54).

Wissenschaftlich unterteilt man den Morbus Crohn beim Erwachsenen bislang meist noch gemäß der sogenannten **Montreal-Klassifikation** nach dem Patientenalter bei der Diagnose (A1 bis A3), dem Ort der Entzündung im Verdauungstrakt (L1 bis L4) und dem Krankheitsverhalten (B1 bis B3). Dabei wird zwischen einem rein entzündlichen Verlauf (B1: keine Stenosen, Abszesse oder Fisteln), einem sogenannten strikturierenden Verlauf (B2: häufige Bildung von Stenosen) und einem sogenannten penetrierenden Verlauf (B3: häufige Fisteln und Abszesse) unterschieden. Morbus Crohn ist also nicht gleich Morbus Crohn, sondern kann in seiner anatomischen Lokalisation, aber auch in seinen Komplikationen sehr unterschiedlich sein.

Montreal-Klassifikation des Morbus Crohn

Merkmale	Klassifikation	
Patienten-alter bei Diagnose	A1	unter sechzehn Jahren
	A2	über siebzehn bis vierzig Jahren
	A3	über vierzig Jahren
Ort des Befalls	L1	terminales Ileum
	L2	Kolon (Dickdarm)
	L3	Ileokolon (Dünn- und Dickdarm)
	L4	oberer Verdauungstrakt (z. B. Magen oder Speiseröhre)
Verlauf	B1	nicht strikturierend und nicht penetrierend (bei dieser Verlaufsform steht die Entzündung der Schleimhaut im Vordergrund, es kommt zu keinen anderen Komplikationen wie Engstellen oder Fisteln)
	B2	strikturierend (es kommt durch die entzündlichen Veränderungen zu Engstellen, also Stenosen, im Darm)
	B3	penetrierend (es kommt aufgrund der Entzündung der Darmwand zu Komplikationen wie Abszessen oder Fisteln; Klassifikation perianaler Fisteln: B3p)

Insgesamt sind die Krankheitsverläufe bei Morbus Crohn unterschiedlich und leider schwer vorhersagbar: Manche Personen haben nur sehr selten oder auch nur einmal einen akuten Schub, andere dagegen sehr häufig. Während manche Patienten und Patientinnen vor allem mit Durchfällen zu kämpfen haben, kommt es bei anderen immer wieder zu Engstellen im Darm, die Bauchschmerzen, Übelkeit, Erbrechen und Gewichtsabnahme hervorrufen und operiert werden müssen. Manche Faktoren wie ein junges Erkrankungsalter, ein Mitbefall des oberen Verdauungstrakts (Mund, Speiseröhre oder Magen) oder das Auftreten von Komplikationen sprechen dabei eher für eine schwerere Verlaufsform und bedürfen oft einer intensiveren antientzündlichen Therapie, z. B. mit Biologika (siehe S. 88).

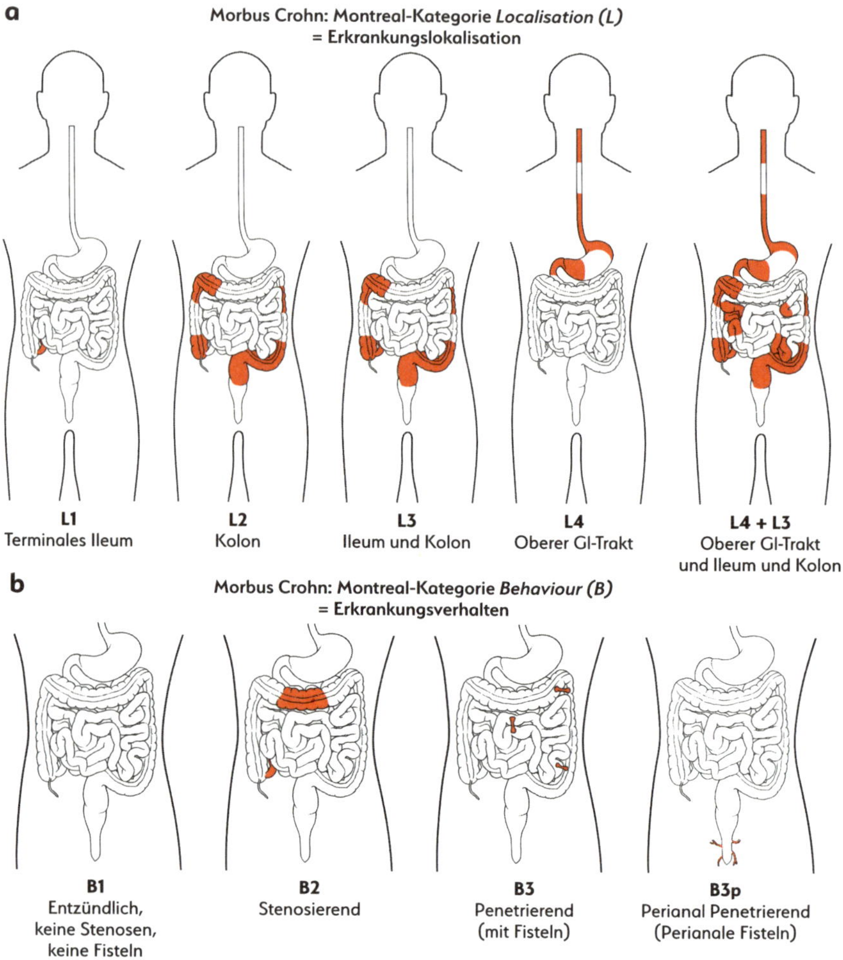

Die Merkmale »Ort des Befalls« und »Verlauf« in der Montreal-Klassifikation

Extra: Stenosen und Fisteln

Stenosen

Unter dem Begriff Stenosen versteht man Verengungen des Darmes, die vor allem bei Morbus Crohn häufig sind und schwerwiegende Probleme bei der Passage des Nahrungsbreis durch den Darm verursachen können. Stenosen können prinzipiell in allen Bereichen des Dünn- und Dickdarms auftreten; bei Morbus Crohn findet man solche Engstellen häufig am Übergang vom Dünndarm zum Dickdarm (Ileozökalregion). Der Bildung einer solchen Stenose gehen meist langanhaltende Entzündungsprozesse im Darm voraus. Dabei ist die Darmwand zunächst aufgrund der Entzündungsreaktion angeschwollen und verdickt. Im weiteren Verlauf kommt es zunehmend zur Vernarbung der Darmwand, die das Darminnere immer mehr einengt und die Passage des Nahrungsbreis erschwert. Im Extremfall bildet sich ein kompletter Darmverschluss (Ileus), der für die Betroffenen lebensgefährlich sein kann. Die meisten Patienten und Patientinnen bemerken zunehmende Bauchschmerzen in der entsprechenden Region, insbesondere nach der Nahrungsaufnahme. Hinzu kommen Übelkeit und Erbrechen sowie das Gefühl, keine großen Mengen an Nahrung mehr essen zu können.

Bei entzündlichen Prozessen kann manchmal durch eine medikamentöse Therapie ein Rückgang der Verengung bewirkt werden. Bei chronisch-vernarbten Stenosen kann eine medikamentöse Therapie jedoch keine Besserung erzielen. Deshalb kommen zur Behandlung von solchen Engstellen im Darm in erster Linie operative Verfahren in Betracht (siehe S. 98).

Fisteln

Der Begriff Fistel kommt vom lateinischen Wort *fistula* für Pfeife oder Röhre und bezeichnet einen röhrenartigen Verbindungsgang, der von einem Hohlorgan (z. B. dem Darm) ausgeht und sich zu anderen Organen im Körperinneren (innere Fistel) oder bis an die Körperoberfläche erstreckt (äußere Fistel). Personen mit Morbus Crohn haben ein höheres Risiko, dass sich aufgrund der Entzündung in Darm solche Fisteln entwickeln und zu Komplikationen führen.

Der Ursprungsort für eine Fistel ist zumeist ein entzündlich veränderter Darmabschnitt. Viele dieser Fisteln münden als äußere Fisteln im Bereich der Bauchhaut oder in der Haut um den Anus herum (perianale Fisteln), sodass man sie von außen sehen kann. Die Patientinnen und Patienten bemerken neben Schmerzen und Druckgefühl im Analbereich oft einen Abgang von Flüssigkeit aus der Fistel. Manchmal kann es auch zu einem Aufstau dieser Flüssigkeit (Verhalt) kommen, aus dem sich ein schmerzhafter Abszess bilden kann. Diese Abszesse müssen dann chirurgisch abgeleitet und antibiotisch behandelt werden.

Fisteln können aber auch vom Darm aus in andere Organe wie die Harnblase oder bei der Frau auch in die Scheide gehen. So können z. B. Fisteln vom Darm zur Harnblase den Übertritt von Darmbakterien in die Harnblase ermöglichen, sodass es zu immer wiederkehrenden Blasenentzündungen kommt. Manchmal verbindet eine Fistel auch zwei unterschiedliche Darmabschnitte miteinander (z. B. den Dünndarm und den Dickdarm; enteroenterale Fistel) oder endet blind im Muskel- und Fettgewebe des Bauchraums.

Nicht jeder Mensch mit Morbus Crohn leidet an Fisteln, und nicht jede Fistel verursacht Beschwerden. Jedoch können Fisteln zu verschiedenen, zum Teil auch schwerwiegenden Komplikationen führen und sollten daher rechtzeitig erkannt werden. In der Diagnostik spielt die MRT des Beckens oder eine transrektale Endosonografie (Ultraschall durch die Darmwand) eine große Rolle, da mit diesen Methoden auch komplexe Fistelverläufe und deren Ausdehnung in die verschiedenen Organe und Weichteile gut dargestellt werden können. In der Therapie von Fisteln sind sowohl operative Verfahren als auch eine medikamentöse Behandlung von Bedeutung. Eine enge Zusammenarbeit zwischen den Fachbereichen Gastroenterologie und Chirurgie ist daher wichtig (siehe S. 98).

Colitis ulcerosa

Das Wort *colitis* kommt aus dem Griechischen und bedeutet: Entzündung des Dickdarms (*colon* ist das griechische Wort für Dickdarm), das Wort *ulcerosa* kommt aus dem Lateinischen und bedeutet: reich an Geschwüren. Colitis ulcerosa ist also eine chronische Entzündung des Dickdarms, die vor allem durch das Auftreten von **Ulzerationen** (Geschwüren) charakterisiert ist. Im akuten Schub ist die Darmschleimhaut wegen der vielen entzündeten Stellen sehr empfindlich, und es kommt leicht zu Blutungen. Ist die Schleimhaut des Dickdarms dauerhaft entzündet, kann der Darm auch sein Faltenmuster verlieren, der Darm wird dadurch zu einem glatten, starren Rohr. Auch kann die Schleimhaut entzündliche Verdickungen der Darmwand (sogenannte **Pseudopolypen**) bilden (siehe S. 74).

Anders als der Morbus Crohn bleibt die Colitis ulcerosa meist auf den Dickdarm beschränkt und breitet sich vom Enddarm (Rektum) ausgehend durchgängig in Richtung der oberen Darmabschnitte aus. Je nachdem, wie ausgedehnt die Entzündung ist, unterscheidet man folgende Formen:

- **Proktitis** (nur der Enddarm ist betroffen),
- **Linksseitenkolitis** (die vom Patienten gesehen linke Seite des Dickdarms ist entzündet) und
- **Pankolitis** (gesamter Befall des Dickdarms; siehe S. 46).

Die Entzündung bei der Colitis ulcerosa ist dabei – anders als beim Morbus Crohn – auf die oberen Schichten der Schleimhaut beschränkt.

Die Krankheit verläuft ebenfalls in Schüben und kann unterschiedliche Schweregrade zeigen. Manche Betroffenen haben nur selten und nur im unteren Darmabschnitt entzündliche Schübe, bei anderen wiederum kann es zu häufigen und schweren Durchfällen, Blutungen und Bauchschmerzen kommen. Blutverluste über den Darm sind eine häufige Komplikation und damit verbunden eine Blutarmut (**Anämie**); ebenso können auch bei der Colitis ulcerosa extraintestinale Manifestationen an Gelenken,

Haut und Augen auftreten (siehe S. 57). Bei sehr schweren Krankheitsverläufen kann es zu einer massiven Erweiterung des Darmes und einem Darmdurchbruch (**Perforation**) kommen.

Die Colitis ulcerosa wird entsprechend ihrer anatomischen Ausdehnung im Darm eingeteilt. Die Medizin unterscheidet dabei folgende Befallsmuster:

Einteilung und Befallsmuster bei Colitis ulcerosa

Einteilung	Beschreibung
Proktitis	beschränkt auf das Rektum (ab dem Übergang zwischen Dickdarm und Rektum)
Linksseitenkolitis	Befall bis zur linken Flexur
ausgedehnte Kolitis	Ausdehnung über die linke Flexur hinaus bis zur Pankolitis

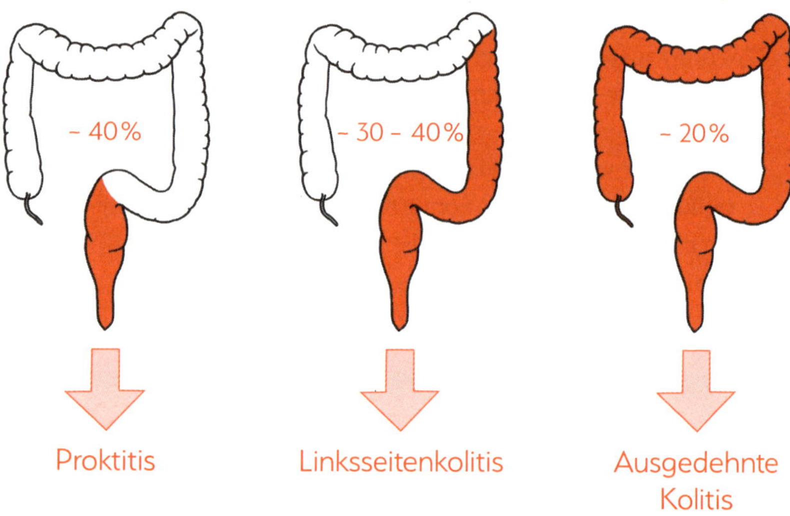

Befallsmuster bei der Colitis ulcerosa

Diese Einteilung der Colitis ulcerosa ist aus zwei Gründen wichtig: Erstens hängt die Form der Therapie von der Ausdehnung ab. So wird z.B. eine auf den Enddarm begrenzte Proktitis vorwiegend mit lokal wirksamen Medikamenten behandelt, z.B. in Form von Zäpfchen, eine ausgedehnte Kolitis braucht dagegen eher systemisch (also im gesamten Körper) wirksame Medikamente gegen die Entzündung. Zweitens ist neben der Erkrankungsdauer die Ausdehnung der Kolitis ein Risikofaktor für das Auftreten von Darmkrebs. Patienten und Patientinnen mit einem starken entzündlichen Befall des gesamten Dickdarms (Pankolitis) haben dabei ein höheres Darmkrebsrisiko und sollten auch engmaschiger eine Darmspiegelung zur Kontrolle erhalten (siehe S. 73).

Extra: Akuter Schub und Remission

Von einem akuten Schub spricht man, wenn die Entzündungsaktivität im Darm deutlich erhöht ist. Das zeigt sich nicht nur in Form vermehrter Symptome, sondern auch durch eine Erhöhung der Entzündungswerte im Stuhl (Calprotectin) und Blut. In der Darmspiegelung sieht man eine deutliche Entzündung der Darmschleimhaut. Um das Ausmaß der Beschwerden und damit die Krankheitsaktivität besser zu erfassen, werden teilweise auch Scores wie der CDAI (Crohn's Disease Activity Index) bzw. der Harvey-Bradshaw-Index bei Morbus Crohn sowie der Mayo-Score bei der Colitis ulcerosa verwendet.

Remission bedeutet, dass sich die CED in einer Ruhephase befindet. Klinische Remission heißt, dass keine Beschwerden mehr zu spüren sind, also kein Durchfall oder Blut im Stuhl mehr vorhanden ist. Eine endoskopische Remission ist erreicht, wenn bei der Darmspiegelung keine Entzündung mehr zu erkennen ist. Unter dem Begriff Mukosaheilung versteht man einen Zustand, bei dem die Darmschleimhaut auch bei der Untersuchung der Gewebeproben keine Entzündungszeichen mehr aufweist.

Extra: Die nächste Toilette immer im Blick – Bowel Urgency

Etwa achtzig Prozent der Menschen mit Colitis ulcerosa kennen das Gefühl nur allzu gut: einen starken plötzlichen Stuhldrang, das Gefühl, den Darm sofort entleeren zu müssen, und die Angst, den Stuhl nicht mehr halten zu können (Inkontinenz). Im Deutschen spricht man von **imperativem Stuhldrang** (also von einem nicht unterdrückbaren Drang, den Stuhl zu entleeren), im Englischen von Bowel Urgency – gemeint ist das Gleiche. Die Angst, es nicht rechtzeitig zum nächsten WC zu schaffen, kann zu Schamgefühlen, sozialem Rückzug und auch zu Vermeidung und Verzicht führen: Verzicht auf Reisen, Unternehmungen, sportliche Aktivität und Fahrten mit den öffentlichen Verkehrsmitteln, aber auch Verzicht auf Essen aus Angst vor dem nächsten »Toilettenunfall«. Viele CED-Betroffene sind dadurch in ihrem Berufs- und Privatleben seelisch stark belastet. Etwa die Hälfte der in Studien befragten Personen gab zudem an, aus Angst vor Inkontinenz auch Vorlagen oder Windeln zu tragen. Aus Scham wird das Symptom Bowel Urgency aber nur selten den behandelnden Ärzten und Ärztinnen berichtet.

Die Ursache für dieses so belastende Symptom und Tabuthema ist zum einen die entzündete Darmwand selbst. Die Entzündungsreaktion irritiert auch die Darmmuskulatur, die sich gehäuft zusammenzieht und damit einen Entleerungsreiz aussendet. Aber auch unabhängig von der Entzündung kann Bowel Urgency selbst bei Patientinnen und Patienten in Remission, also in einer Ruhephase der Erkrankung, ein Problem sein. Dann werden chronische Störungen der Darmmotilität (also der Bewegungen der Darmmuskulatur) und eine erhöhte Rektumsensibilität vermutet. Rektumsensibilität bedeutet, dass das Rektum und nachfolgend das Nervensystem bereits kleine Mengen von Stuhlbrei als Reiz verarbeiten und dadurch der Drang zur Entleerung entsteht. Forschende vermuten, dass dabei infolge der dauerhaften Reizung und chronischen Entzündung sich auch die Reizverarbeitung im Gehirn verändert, dass also die Darm-Hirn-Achse dabei eine Rolle spielt (siehe S. 28).

Mehr als eine Darmentzündung

Chronisch-entzündliche Darmerkrankungen haben viele Gesichter hinsichtlich des Krankheitsverlaufs und der Symptome. Während bei manchen Betroffenen die Durchfälle und Bauchschmerzen im Vordergrund stehen, leiden manche insbesondere unter starkem Stuhldrang (siehe S. 104), andere wiederum haben vor allem mit der Mangelernährung und ihren Folgen zu kämpfen (siehe S. 136). Eines aber haben alle gemeinsam: Ihre CED ist mehr als nur ein entzündeter Darmabschnitt. Denn chronisch-entzündliche Darmerkrankungen und ihre Folgen betreffen eben mehr als nur Ileum oder Rektum – nämlich den ganzen Menschen und sein Leben. Eine chronische Entzündung im Darm hat beispielsweise Auswirkungen auf die Energie, den Schlaf und die Emotionen der Betroffenen, ihr Körperbild, ihre Sexualität und zwischenmenschlichen Beziehungen sowie ihre Berufswelt.

Das hat auch für die Ziele einer guten und ganzheitlichen CED-Therapie Bedeutung. Denn Gesundheit oder Remission ist für die betroffene Person mehr als ein abgeheilter Darmabschnitt. Es ist ein Zustand, in dem alle Lebensaspekte wieder ohne Einschränkungen ungestört möglich sind.

MEIN TIPP: **Manche CED-Patienten und -Patientinnen erleben leider trotz Therapie eine starke, dauerhafte Einschränkung mehrerer Lebensbereiche, z.B. auch des Berufslebens. Ein Schwerbehindertenausweis kann daher für Betroffene eine sinnvolle Hilfeleistung und ein Ausgleich für die durch die chronisch-entzündliche Darmerkrankung verursachten Einschränkungen im Privat- und Berufsleben sein. Mehr Informationen dazu finden Sie in einem späteren Kapitel (siehe S. 188).**

Müdigkeit XXL: Fatigue

Bleierne Müdigkeit trotz ausreichenden Schlafes, Konzentrationsstörungen, Antriebslosigkeit und das Gefühl erschöpfter Kraftreserven, das auch in schubfreien Zeiten das normale Leben einfach

Extra: Die CED-Disk

Um den Patienten in all diesen Aspekten zu erfassen und eben nicht nur den Teilbereich des Darmes zu beurteilen, wurde die sogenannte CED-Disk entwickelt, die auf dem IBD Disability Index basiert, einem validierten (auf Gültigkeit und Eignung überprüften) Fragebogen für CED-Patientinnen und -Patienten. Das vereinfachte und grafische Werkzeug der CED-Disk (entwickelt von Ghosh und Mitarbeitern; siehe S. 199) kann Betroffenen und Ärzteschaft helfen, besser einzuschätzen, wie stark und in welchen Lebensbereichen die chronische Entzündung zur Belastung wird.

Die CED-Disk berücksichtigt folgende zehn Aspekte: Emotionen, Körperbild, Energie, Schlaf, Ausbildung und Arbeit, zwischenmenschliche Interaktion, Kontrolle des Stuhlgangs, Bauchschmerzen, Gelenkschmerzen und Sexualität. Der Patient oder die Patientin kann mithilfe des Zahlensystems von null bis zehn im folgenden Fragebogen angeben, wie stark die Erkrankung gerade den jeweiligen Lebensbereich beeinträchtigt:

»In der letzten Woche hatte/habe ich aufgrund meines Morbus Crohn oder meiner Colitis ulcerosa ...«

- **Bauchschmerzen:** »... Schmerzen in meinem Magen oder Bauch.«
- **Kontrolle des Stuhlgangs:** »... Schwierigkeiten bei der Koordinierung und Durchführung des Stuhlgangs, einschließlich Auswahl und Erreichen eines geeigneten Ortes für den Stuhlgang, und mich danach zu reinigen.«
- **Zwischenmenschliche Interaktionen:** »... Schwierigkeiten mit persönlichen Beziehungen und/oder bei gesellschaftlicher Teilhabe.«
- **Ausbildung und Arbeit:** »... Schwierigkeiten in der Schule, der Ausbildung und/oder bei der Arbeit oder bei Aktivitäten im Haushalt.«
- **Schlaf:** »... Schlafstörungen, wie z. B. beim Einschlafen, häufiges Aufwachen in der Nacht oder zu frühes Aufwachen am Morgen.«

- **Energie:** »... mich tagsüber nicht ausgeruht und erfrischt gefühlt, sondern müde und ohne Energie.«
- **Emotionen:** »... mich traurig, niedergeschlagen oder deprimiert und/oder besorgt oder ängstlich gefühlt.«
- **Körperbild:** »... nicht gemocht, wie mein Körper oder einige Körperteile aussehen.«
- **Sexualität:** »... Schwierigkeiten mit den gedanklichen und/ oder körperlichen Aspekten von Sex.«
- **Gelenkschmerzen:** »... Gelenkschmerzen.«

Der oder die Betroffene bewertet jede Aussage auf einer Skala von null bis zehn (am stärksten zutreffend) und trägt den Wert auf der Bewertungsscheibe ein. Zudem wird der Gesamtwert berechnet.

Mit der CED-Disk kann auch gut dargestellt werden, wie sich die Beeinträchtigungen der Patientinnen und Patienten im Krankheitsverlauf unter Therapie entwickeln. Manche Ärzte bzw. Ärztinnen und Betroffene setzen diese grafische Darstellung daher zur Einschätzung des Krankheitsverlaufs und des Therapieerfolgs regelmäßig ein. Sehen Sie auf der nächsten Seite ein Beispiel dafür, wie eine ausgefüllte CED-Disk aussehen kann. Je mehr sich beim Ausfüllen im Laufe der Therapie dem Kreisinneren genähert wird, desto schwächer die Beeinträchtigungen des Patienten oder der Patientin.

Beispiel einer ausgefüllten CED-Disk

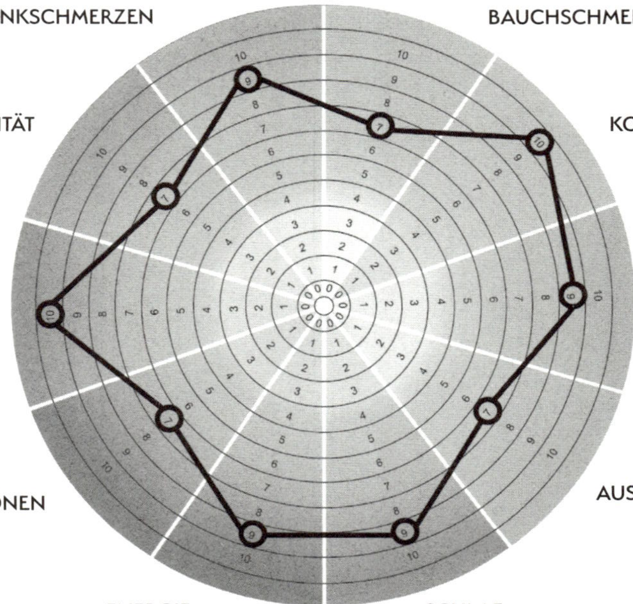

Abbildung: https://www.leben-mit-ced.de/colitis-ulcerosa/leben.html, Stand 11. April 2025

nur anstrengend macht – diesen Zustand kennen viele Menschen mit CED nur allzu gut. Und dieser Zustand ist mehr als »Müdigkeit XXL« oder persönliche Schwäche, es ist ein eigenes Krankheitsbild und hat einen Namen: Fatigue.

Das **chronische Erschöpfungssyndrom** (Chronic Fatigue Syndrome, CFS oder kurz: Fatigue) ist die dritthäufigste Begleiterkrankung von Personen mit Morbus Crohn und Colitis ulcerosa und führt oft über lange Zeit zu einer wesentlichen Aktivitätseinschränkung und hohem Leidensdruck. Laut Studien ist davon auszugehen, dass 44 bis 86 Prozent der Menschen mit aktiver chronisch-entzündlicher Darmerkrankung im Schub unter Fatigue leiden. Aber selbst ohne entzündlichen Schub bremst die quälende Erschöpfung noch 22 bis 41 Prozent der Betroffenen bei den normalen Alltagsaktivitäten aus.

Fatigue ist dabei kein CED-spezifisches Symptom und schon lange Jahre aus der Behandlung bei Krebspatienten bekannt. In den letzten Jahren wurde aber deutlich, dass eine solche langanhaltende Erschöpfung und Müdigkeit nicht nur nach Krebsoperationen oder einer Chemotherapie auftritt, sondern auch bei Autoimmunerkrankungen wie der Multiplen Sklerose (MS) und bei chronisch-entzündlichen Erkrankungen wie der rheumatoiden Arthritis oder eben bei CED. Was genau zu der anhaltenden Erschöpfung führt, ist noch nicht umfassend geklärt. Wir kennen aber bereits heute viele Faktoren, die das Risiko, eine Fatigue zu entwickeln, erhöhen können:

- **Die entzündliche Aktivität selbst:** In der modernen Wissenschaft wird Fatigue als biologische Antwort auf eine Entzündung im Körper gesehen. Die freiwerdenden entzündungsfördernden Botenstoffe des Immunsystems (Zytokine) wie z.B. TNF-alpha können auch die Blut-Hirn-Schranke passieren und im zentralen Nervensystem Müdigkeit und Antriebslosigkeit auslösen. Was bei einer akuten Entzündung ein biologisch sinnvoller Schutz sein kann, da wir uns bei einem akuten Infekt körperlich schonen, kann bei einer chronischen Entzündungsreaktion Fatigue bedeuten.

- **Nährstoffmangel und Mangelernährung:** Bei CED kann eine Unterversorgung mit Nährstoffen wie z.B. Eisen oder Vitamin B_{12} zu Blutarmut (Anämie) führen. Ist die Anzahl der roten Blutkörperchen vermindert, wird auch weniger Sauerstoff im Blut transportiert und wir sind schneller erschöpft. Auch ein Mangel an Vitamin D oder vermehrte Flüssigkeitsverluste können Antriebslosigkeit und Müdigkeit verstärken.
- **Nebenwirkungen von Medikamenten:** Manche Medikamente (z.B. Steroide) können Konzentrationsstörungen auslösen oder auch das Schlafverhalten beeinflussen.
- **Schlafverhalten:** Ausreichend Schlaf ist ein wichtiger Faktor für unser Wohlbefinden. Bei nächtlichen Durchfällen oder Schmerzen kann der Schlaf aber oft unterbrochen und wenig erholsam sein.
- **Körperliche Aktivität:** In Schubphasen reicht die Energie oft nicht aus, um sich körperlich zu betätigen und das Herz-Kreislauf-System zu aktivieren.
- **Psychische Belastung:** Es kann ein Teufelskreis sein: Wir möchten gern aktiv und leistungsfähig sein, sind aber nach den kleinsten Haushaltstätigkeiten reif für die Couch. Das frustriert und ist oft auch für Außenstehende schwer nachvollziehbar, insbesondere in Remissionsphasen. Fatigue-Patienten und -Patientinnen entwickeln leider oft ein sehr negatives Bild von sich selbst. Das kann wiederum die Symptomatik verstärken und auch zu depressiven Störungen führen.

Blutarmut (Anämie)

Die Blutarmut (Anämie) ist die häufigste Begleiterscheinung bei Morbus Crohn und Colitis ulcerosa. Im Labor wird die Anämie anhand einer verminderten Konzentration des roten Blutfarbstoffs **Hämoglobin** festgestellt. Hämoglobin ist ein Eiweißstoff (Protein) und befindet sich im Körper vor allem in den roten Blutkörperchen (Erythrozyten). Diese roten Blutkörperchen werden im Knochenmark gebildet; dafür sind vor allem Eisen, Vitamin B_{12} und Folsäure wichtig.

Die Hauptaufgabe von Hämoglobin ist der Transport von Sauerstoff, der in der Lunge aufgenommen wird und dann mithilfe der roten Blutkörperchen über den Blutkreislauf in die verschiedenen Organe transportiert wird. Bei einer Anämie ist aufgrund des Mangels an Hämoglobin die Transportkapazität des Blutes für Sauerstoff vermindert, und die Zellen des Körpers werden schlechter mit Sauerstoff versorgt.

Die Ursachen einer Anämie bei Morbus Crohn und Colitis ulcerosa können unterschiedlich sein. Wichtigster Auslöser ist ein Mangel an **Eisen**. Eisen ist für den Menschen ein lebenswichtiges Spurenelement. Als Bestandteil des roten Blutfarbstoffs Hämoglobin ist Eisen für den Transport von Sauerstoff zu den Zellen essenziell. Zudem können zahlreiche Enzyme nur mit Eisen zusammen ihre Aufgaben im Stoffwechsel erfüllen. Die Symptome eines Eisenmangels machen sich daher deutlich bemerkbar: Der Körper erschöpft sich schneller, und die Betroffenen bemerken eine vermehrte Müdigkeit und eine reduzierte körperliche Belastbarkeit bis hin zu Kopfschmerzen, Schwindel oder schnellem Puls mit Herzrasen. Zudem ist die Farbe von Haut und Schleimhäuten recht blass, die Nägel werden brüchig, und es kommt zu Einrissen der Mundwinkel.

Etwa zehn bis zwanzig Prozent des Eisens, das wir über die Nahrung aufnehmen, werden im oberen Teil des Dünndarms in das Blut aufgenommen und dort an Transferrin gebunden, den Eisentransporter im Blut. Dieser Eisentransporter bringt das Eisen dann zum Knochenmark, dem Ort der Blutbildung. Überschüssiges Eisen wird im Körper an das Speichereisen, das Ferritin, gebunden und in der Leber und der Milz gespeichert. Sobald nicht mehr genügend Eisen über die Nahrung aufgenommen wird, wird dieses Speichereisen freigesetzt und vom Eisentransporter Transferrin zum Einsatzort transportiert. Ohne erneuten Eisennachschub jedoch leeren sich die Speicher langfristig, und es kommt im Körper zu einem Eisenmangel.

Ein Eisenmangel kann bei CED-Patienten und -Patientinnen verschiedene Ursachen haben:

- wiederholte Blutverluste über den Darm durch akute Schübe,
- eine geringere Aufnahme von Eisen über die Nahrung, da die Resorption im Dünndarm durch die Entzündung eingeschränkt ist,
- eine eingeschränkte Eisenzufuhr durch einseitige Ernährung,
- eine andauernd hohe Entzündungsaktivität im Körper, die die Eisenaufnahme im Darm verringert und gleichzeitig die Eisenspeicher in Leber und Milz blockiert.

Ein Eisenmangel bei chronisch-entzündlichen Darmerkrankungen kann auf verschiedene Weise ausgeglichen werden. Nahrungsergänzungsmittel oder eisenhaltige Säfte aus dem Reformhaus sind dabei jedoch nur selten hilfreich, da sie dem Körper nicht die benötigte große Menge an Eisen in kurzer Zeit bereitstellen können. Eisen kann auch in Form von verschreibungspflichtigen Tabletten eingenommen werden. Da der Darm jedoch nur eine begrenzte Menge an Eisen aufnehmen kann, empfiehlt sich eine Eiseneinnahme in Tablettenform nur bei Patienten und Patientinnen mit leichtem Eisenmangel. Zudem klagen die Betroffenen bei der Einnahme von Eisenpräparaten in Tablettenform häufig über Nebenwirkungen wie Übelkeit, Verstopfung oder Bauchschmerzen, sodass dies insbesondere in Schubphasen nicht empfohlen wird.

MEIN TIPP: **Eine ausgeprägte Eisenmangelanämie bei Morbus Crohn und Colitis ulcerosa sollte entsprechend den europäischen Leitlinien in erster Linie über eine intravenöse Therapie behandelt werden – also die Gabe von Eisen als Infusion direkt in die Vene.**

Eine andere Ursache für eine Anämie ist bei Menschen mit Morbus Crohn häufig ein Mangel an **Vitamin B_{12}**. Dieses Vitamin wird im unteren Dünndarm (Ileum) aufgenommen und wird ebenfalls für die Blutbildung im Knochenmark gebraucht. Bei einer starken Entzündung des Ileums oder nach einer operativen Entfernung dieses Darmabschnitts ist eine Aufnahme von Vitamin B_{12} nur eingeschränkt bzw. gar nicht mehr möglich. Es kommt daher zu einer Verminderung der Blutbildung im Knochenmark. Dies gilt auch für die Folsäure, die ebenfalls im unteren Dünndarm aufgenommen wird.

MEIN TIPP: **Bei CED-Patienten mit einem nachgewiesenen Vitamin-B_{12}-Mangel infolge einer starken Entzündung oder Entfernung des terminalen Ileums muss dieses Vitamin dem Körper durch eine intramuskuläre Gabe, d. h. eine Spritze in den Muskel, alle drei Monate zugeführt werden.**

Um eine Anämie bei chronisch-entzündlicher Darmerkrankung festzustellen, wird in der Blutuntersuchung (siehe S. 62) der **Hämoglobinwert** (Hb-Wert) bestimmt, der die Konzentration des roten Blutfarbstoffs Hämoglobin angibt. Der Hämoglobinwert liegt bei Gesunden zwischen dreizehn und fünfzehn Gramm pro Deziliter und beginnt dann zu sinken, wenn die Eisenspeicher geleert sind und die Bildung von roten Blutkörperchen im Knochenmark nur eingeschränkt möglich ist. Bei Personen mit einer Anämie ist daher auch meist die Zahl der roten Blutkörperchen (Erythrozyten) reduziert. Der Zustand der Eisenspeicher kann mittels Messung des **Ferritinwerts** beurteilt werden. Ein verminderter Wert zeigt an, dass sich die Speicher zu leeren beginnen. Ferritin ist jedoch gleichzeitig auch ein Entzündungsmarker des Körpers, der bei akuten Entzündungen von chronisch-entzündlichen Darmerkrankungen erhöht sein kann. Ein hoher Ferritinwert bedeutet also nicht automatisch einen gut gefüllten Eisenspeicher. Zudem sollte bei Menschen mit Morbus Crohn auch die Konzentration von Vitamin B_{12} und Folsäure im Blut bestimmt werden.

Extraintestinale Manifestationen

Infolge der starken Entzündungsreaktion im Darm können manchmal auch ganz andere Stellen des Körpers fernab des Darmes betroffen sein. Unter diesen sogenannten extraintestinalen

Manifestationen versteht man also Krankheitssymptome außerhalb (extra-) des Magen-Darm-Traktes (intestinal), die bei bis zu fünfzig Prozent der CED-Patientinnen und -Patienten vorkommen. Meistens treten sie mit Darmentzündungen gemeinsam auf, können diesen aber auch vorausgehen oder im späteren Verlauf hinzutreten. Die Ursache für diese Entzündungsreaktionen ist nicht vollständig geklärt. Neben Entzündungsbotenstoffen aus dem Darm scheinen auch genetische Faktoren oder die Interaktion mit Darmbakterien eine Rolle zu spielen. Typische Entzündungsorte außerhalb des Darmes sind Gelenke, Haut und Augen; bei manchen Betroffenen kommt es auch zu entzündlichen Prozessen in der Leber, den Gallenwegen und der Bauchspeicheldrüse oder zur Bildung von Nierensteinen.

Die häufigste extraintestinale Manifestation bei chronisch-entzündlichen Darmerkrankungen sind **Gelenkbeschwerden** (Arthralgien), die bei ca. dreißig Prozent aller Patienten und Patientinnen im Verlauf der Erkrankung auftreten. Dabei kann es zu Entzündungen und Schmerzen der Wirbelsäule und Becken-Kreuzbein-Gelenke (Iliosakralgelenke) kommen. Auch sind Beschwerden der Fingergelenke oder Sehnenansätze häufig. Die Betroffenen klagen über Schmerzen, Schwellung und Überwärmung der Gelenke sowie Bewegungseinschränkungen.

Zu den typischen **Hautveränderungen** bei CED zählen das sogenannte *Erythema nodosum*, rötliche, schmerzhafte Knoten im Bereich der Schienbeine, sowie selten auch das *Pyoderma gangraenosum*, d.h. geschwürartige, schmerzhafte Hautveränderungen, die ebenfalls häufig an den Unterschenkeln entstehen. Bei Personen mit Morbus Crohn kann es bei Befall der Mundhöhle zudem auch zur Bildung von Aphthen kommen, kleinen, schmerzhaften offenen Stellen in der Mundhöhle.

Im Bereich der **Augen** kann eine Entzündung der mittleren Aderhaut des Auges auftreten (Uveitis) oder eine Entzündung des Bindegewebes zwischen Leder- und Bindehaut des Auges (Episkleritis).

Extra: Primär sklerosierende Cholangitis

PSC ist die Abkürzung für primär sklerosierende Cholangitis, eine seltene chronisch-entzündliche Lebererkrankung mit Stauung der Gallenflüssigkeit in den Gallengängen. Langfristig führt dies zur Entzündung der Gallengänge und zu einer fortschreitenden Vernarbung in der Leber, die eine Verhärtung und Schrumpfung der Leber (Leberzirrhose) zur Folge hat. Die primär sklerosierende Cholangitis tritt gehäuft bei Menschen mit Colitis ulcerosa auf: Schätzungsweise drei bis fünf Prozent aller Kolitispatienten und -patientinnen sind auch von einer primär sklerosierenden Cholangitis betroffen. Dabei erkranken mehr Männer als Frauen. Der Schweregrad einer primär sklerosierenden Cholangitis ist unabhängig von der Krankheitsaktivität der Darmerkrankung: Personen mit einer leichten Kolitis können eine schwere primär sklerosierende Cholangitis haben, so wie Personen mit einer schweren Kolitis nur eine leichte primär sklerosierende Cholangitis haben können. Die genaue Ursache der primär sklerosierenden Cholangitis ist bislang unklar. Es wird vermutet, dass es sich um eine Autoimmunerkrankung handelt.

Die klinischen Symptome einer PSC sind zunächst unspezifisch. Viele Betroffene berichten von vermehrter Müdigkeit, Juckreiz der Haut oder Oberbauchbeschwerden. Eine Gelbsucht (Ikterus) infolge des zunehmenden Aufstaus der Galle in den Gallengängen tritt erst spät im Krankheitsverlauf auf. Durch den Aufstau der Gallenflüssigkeit kann es akut zu eitrigen Entzündungen der Gallengänge, einer sogenannten Cholangitis, kommen. Diese macht sich durch hohes Fieber und akute Bauchschmerzen bemerkbar.

Mithilfe einer Blutuntersuchung lassen sich Parameter für einen Aufstau der Galle (Cholestase) bestimmen, z.B. Bilirubin, alkalische Phosphatase (AP) und Gamma-Glutamyltransferase (GGT). Zudem können bei ca. siebzig Prozent der Patientinnen und Patienten auch spezielle Autoantikörper gefunden werden.

Die Gallenwege können mittels einer speziellen Untersuchung in der Kernspintomografie dargestellt werden (Magnetresonanz-

Cholangiopankreatikografie, kurz: MRCP). Zudem wird gegebenenfalls eine endoskopische Untersuchung der Gallenwege erfolgen (endoskopische retrograde Cholangiopankreatikografie, kurz: ERCP). Das Stadium der PSC-Erkrankung kann zudem mithilfe einer Leberbiopsie festgestellt werden.

Therapeutisch stehen verschiedene Medikamente und endoskopische Verfahren zur Weitung der Gallengänge zur Verfügung. Manche Betroffene brauchen langfristig jedoch aufgrund der sich entwickelnden Leberzirrhose auch eine Lebertransplantation.

Detektivarbeit: der Weg zur richtigen Diagnose

Für viele Menschen mit CED ist die Spurensuche von den ersten Symptomen bis zur richtigen Diagnose manchmal nicht ganz einfach. Zunächst sind die Beschwerden gerade zu Beginn der Erkrankung oft unspezifisch und wechselhaft und werden daher von den betreuenden Ärztinnen bzw. Ärzten nicht gleich als CED-spezifisch erkannt. Denn Durchfall oder Bauchschmerzen können viele Ursachen haben: Auch bakterielle oder virale Magen-Darm-Infekte können ähnliche Symptome auslösen, ebenso Nahrungsmittelintoleranzen oder Erkrankungen wie die Zöliakie (Glutenunverträglichkeit). Bei manchen Patientinnen und Patienten sind Durchfall und Bauchschmerzen gar nicht vorhanden. Auch ein unklarer Gewichtsverlust oder eine unklare Anämie können erstes Zeichen einer CED sein! Je nach Symptomen beträgt die Zeit zwischen dem Auftreten der ersten Symptome bis zur Diagnosestellung bei Morbus Crohn und Colitis ulcerosa in Deutschland statistisch gesehen zwei Jahre – für die Personen mit chronisch-entzündlicher Darmerkrankung eine lange Zeit der Ungewissheit und Hilflosigkeit angesichts der körperlichen Beschwerden.

Die Diagnose einer CED wird meist durch Fachärzte bzw. -ärztinnen für Magen-Darm-Erkrankungen (**Gastroenterologen bzw. -loginnen**) gestellt. Neben der Krankengeschichte (Anamnese) und der körperlichen Untersuchung sind es Laboruntersuchungen des Blutes und Stuhluntersuchungen sowie der direkte Blick in den Körper bei einer Magen- und Darmspiegelung (Endoskopie) mit der Entnahme von Gewebeproben, die zur richtigen Diagnose führen.

Diese Untersuchungen sind nicht nur bei der Erstdiagnose eines Morbus Crohn oder einer Colitis ulcerosa wichtig. Da es sich um chronische Erkrankungen handelt, ist es auch im weiteren Verlauf immer wieder erforderlich, den Entzündungsstatus mit Labor- und Stuhlkontrollen oder auch einer Endoskopie zu überwachen. Eine hilfreiche Checkliste für die Vorbereitung Ihres Arztbesuchs finden Sie übrigens im Anhang.

Spurensuche im Blut: Laborwerte verstehen

Durch die Laboranalyse des Blutes wird zum einen der Grad der Entzündung beurteilt, der vor allem durch eine Erhöhung der Zahl der weißen Blutkörperchen (Leukozyten), der Blutsenkungsgeschwindigkeit (kurz: BSG) und der Aktivität des C-reaktiven Proteins (kurz: CRP) gekennzeichnet ist. Diese Entzündungswerte sind nicht spezifisch für chronisch-entzündliche Darmerkrankungen, können also auch bei anderen Entzündungen im Körper erhöht sein, z. B. bei einer Lungenentzündung oder einem Abszess.

Sehr wichtig sind zum anderen auch Laborwerte, die eine Anämie (Blutarmut) anzeigen können. Dazu werden die Anzahl der roten Blutkörperchen (Erythrozyten) sowie die Konzentration des roten Blutfarbstoffs (Hämoglobin) bestimmt. Weitere wichtige Parameter einer Blutuntersuchung sind die Blutsalze (Elektrolyte) wie Kalzium, Kalium und Natrium, Werte der Nieren- (Kreatinin und Harnstoff) und der Leberfunktion (Glutamat-Oxalacetat-Transaminase, kurz: GOT, Glutamat-Pyruvat-Transaminase, kurz: GPT, alkalische Phosphatase, kurz: AP, sowie Gamma-Glutamyltransferase, kurz: GGT) sowie die Messung von Vitaminen und Spurenelementen.

Im Blut lassen sich für manche Biologika (siehe S. 88) auch die Wirkstoffspiegel sowie mögliche, vom eigenen Körper gebildete Antikörper gegen das Medikament bestimmen.

Überblick über die wichtigsten Laborwerte und deren Bedeutung bei chronisch-entzündlichen Darmerkrankungen

Laborwerte	Bedeutung	Aussagekraft bei CED
BSG	Blutsenkungs-geschwindigkeit	Anstieg als Zeichen für Entzündung
CRP	C-reaktives Protein (wichtiger Entzündungsmarker)	Anstieg der Enzymaktivität als Zeichen für Entzündung/Infektion
Leukozyten	weiße Blutkörperchen (wichtig für die Immunreaktion)	Anstieg der Anzahl als Zeichen für Entzündung/Infektion
Erythrozyten	rote Blutkörperchen (transportieren den Sauerstoff im Blut)	Rückgang der Anzahl als Zeichen für Anämie (Blutarmut)
Thrombozyten	Blutplättchen (wichtig für die Blutgerinnung)	Anstieg der Anzahl als Zeichen für Entzündung
Hämoglobin	roter Blutfarbstoff	Absinken der Konzentration als Zeichen für Anämie (Blutarmut)
Eisen	Spurenelement (wichtig für den Sauerstofftransport im Hämoglobin)	Absinken der Konzentration als Zeichen für Anämie (Blutarmut)
Ferritin	Speichereisen	Absinken der Konzentration als Zeichen für Anämie (Blutarmut) Anstieg der Konzentration als Zeichen für Entzündung
Transferrin	Transporteisen	Anstieg der Konzentration als Zeichen für Anämie (Blutarmut), da der Transporter dann leer ist
Albumin	Eiweiß im Blutserum	Absinken der Konzentration als Zeichen für Eiweißverlust durch Durchfälle oder Mangelernährung
Vitamin B_{12}	Vitamin (wichtig für die Blutbildung)	Absinken der Konzentration als Zeichen für eine verminderte Aufnahme im Dünndarm (terminales Ileum)

Laborwerte	Bedeutung	Aussagekraft bei CED
Quick, INR, PTT	Werte der Blutgerinnung	Bestimmung vor operativen Eingriffen
Kreatinin, Harnstoff	Werte der Nierenfunktion	Anstieg der Konzentration als Zeichen für eine reduzierte Nierenfunktion
GOT, GPT, AP, GGT, Bilirubin	Werte der Leberfunktion	Anstieg der Enzymaktivitäten als Zeichen für beeinträchtigte Funktion der Leber bzw. Aufstau von Gallеflüssigkeit
AP = alkalische Phosphatase, BSG = Blutkörperchensenkungsgeschwindigkeit, CRP = C-reaktives Protein, GGT = Gamma-Glutamyltransferase, GOT = Glutamat-Oxalacetat-Transaminase, GPT = Glutamat-Pyruvat-Transaminase, INR = International normalized Ratio, PTT = partielle Thromboplastinzeit		

Blick ins Klo: Stuhlwerte verstehen

Bei Personen mit CED-typischen Beschwerden werden oft Stuhluntersuchungen durchgeführt, um eine Infektion mit Bakterien oder Parasiten als Krankheitsursache auszuschließen. Die Stuhlprobe wird dabei auf das Vorhandensein von Krankheitserregern untersucht. Zu den wichtigen Differenzialdiagnosen (Erkrankungen mit ähnlichen Symptomen) einer chronisch-entzündlichen Darmerkrankung gehören beispielsweise Infektionen mit Salmonellen, Campylobacter oder Yersinien oder auch *Clostridium difficile*, das sich häufig nach einer Einnahme von Antibiotika finden lässt. Auch bei einer bereits bestehenden CED-Diagnose kann es bei einem erneuten Schub manchmal sinnvoll sein, eine Infektion als aktuelle Ursache der Beschwerden auszuschließen.

Ein für Morbus Crohn oder Colitis ulcerosa spezifischer messbarer Stuhlmarker existiert leider bislang nicht. Allerdings können mittlerweile sensible Parameter im Stuhl analysiert werden, die eine Entzündung im Darm anzeigen können. Diese **Entzündungsmarker** sind nicht spezifisch für chronisch-entzündliche

Darmerkrankungen, können also beispielsweise auch bei einer bakteriellen Entzündung im Darm erhöht sein.

Der wichtigste Entzündungsmarker ist das im Stuhl gemessene **Calprotectin**. Bei einem akuten CED-Schub ist der Calprotectinwert erhöht, in schubfreien Phasen ist der Wert niedrig bzw. normal. Calprotectinmessungen eignen sich daher zum Nachweis eines akuten Schubes sowie auch zur Überwachung im symptomfreien Intervall, um rechtzeitig einen neuen Schub zu erkennen und diesen früh behandeln zu können.

Ortsbesichtigung im Magen-Darm-Trakt: endoskopische und bildgebende Verfahren

Koloskopie (Darmspiegelung)

Die Darmspiegelung (Koloskopie) ist essenziell, um die Diagnose einer chronisch-entzündlichen Darmerkrankung überhaupt stellen zu können und bei der Unterscheidung zwischen Morbus Crohn und Colitis ulcerosa zu helfen. Sie wird meist ambulant in einer gastroenterologischen Praxis durchgeführt. Dazu wird ein flexibles schlauchförmiges Instrument, ein Endoskop, durch den After in den Dickdarm eingeführt und vom Untersuchenden unter Sicht bis zum unteren Ende des Dünndarms (terminales Ileum) vorgeschoben. Das Endoskop besteht aus einem optischen System mit Lichtquelle, das die Bilder aus dem Darminneren auf einen für den Untersuchenden sichtbaren Monitor überträgt. Während der Untersuchung wird die Darmschleimhaut auf Entzündungszeichen, Geschwüre (Ulzerationen), Engstellen (Stenosen), Schwellungen oder auch Schleimhautverdickungen (Polypen) untersucht. Die gesamte Untersuchung dauert ca. zehn bis dreißig Minuten. Sie wird meist unter einer leichten Betäubung durch Gabe schwacher Narkosemittel durchgeführt, sodass die Betroffenen die Untersuchung nicht bei vollem Bewusstsein mitbekommen. Zur Vorbereitung muss der Patient bzw. die Patientin abführen, d. h., der Darm muss durch das Trinken von Abführmit-

Extra: Durchfall – bei CED immer ein Zeichen von Entzündung?

Durchfall ist eines der häufigsten und charakteristischsten Symptome bei Morbus Crohn und Colitis ulcerosa. Kommt es daher zu vermehrtem oder dünnflüssigerem Stuhlgang bei einem CED-Patienten oder einer CED-Patientin, geht man meist reflexartig von einer erneuten Darmentzündung (Schub) als Ursache der Beschwerden aus. Doch nicht immer ist eine Entzündung der Darmwand der Grund der Beschwerden, und manchmal will der Durchfall auch trotz erfolgreicher CED-Therapie und normaler Calprotectinwerte einfach nicht verschwinden. Daher ist es wichtig, auch mögliche andere Ursachen von Durchfall bei CED-Patientinnen und -Patienten zu kennen und ggf. abklären zu lassen:

Unter dem Begriff **Reizdarmsyndrom** (engl.: Irritable Bowel Syndrome, kurz: IBS) werden Funktionsstörungen des Verdauungstrakts zusammengefasst, für die keine organischen Ursachen festgestellt werden können – also im Gegensatz zu Morbus Crohn und Colitis ulcerosa eben keine entzündeten Stellen im Darm oder erhöhte Entzündungswerte in den Blut- oder Stuhlproben. Als Ursache eines Reizdarmsyndroms wird eine Störung der Darmbarriere und der Darm-Hirn-Achse im Zusammenspiel mit dem Darmmikrobiom angenommen. Die Symptome eines Reizdarms können denen eines Morbus Crohn oder einer Colitis ulcerosa dabei sehr ähnlich sein: Stuhlunregelmäßigkeiten wie Verstopfung und Durchfälle, krampfartige Bauchschmerzen oder Blähungen. Um ein Reizdarmsyndrom von einer chronisch-entzündlichen Darmerkrankung zu unterscheiden, werden Stuhlwerte (bei Reizdarmsyndrom findet man normale Calprotectinwerte) und Laborwerte bestimmt (bei Reizdarmsyndrom zeigen sich keine erhöhten Entzündungswerte). Zudem wird eine Magen-Darm-Spiegelung durchgeführt (bei Reizdarmsyndrom ergibt sich ein Normalbefund).

Aber: Auch Menschen mit chronisch-entzündlichen Darmerkrankungen können Symptome eines Reizdarmsyndroms zeigen. Schätzungen zufolge haben etwa zwanzig bis dreißig Prozent aller

CED-Patientinnen und -Patienten auch Reizdarmbeschwerden. Ursachen sind meist eine empfindlich gewordene Darmwand, deren Nervensystem auch auf kleinere Dehnungsreize reagiert, oder **Nahrungsmittelintoleranzen**. Etwa dreißig bis vierzig Prozent aller Menschen mit Morbus Crohn haben beispielsweise eine durch die Darmentzündung entstandene Unverträglichkeit von Lactose (Milchzucker), Fructose (Fruchtzucker) oder Sorbit (Süßstoff). Diese Nahrungsmittelintoleranzen können zu vermehrten Bauchschmerzen, Blähungen oder auch Durchfällen führen. Eine ernährungsmedizinische Beratung kann helfen, mehr Klarheit in die Ursachen der Beschwerden zu bringen. Zudem lassen sich solche Intoleranzen auch mittels Atemtest in der gastroenterologischen Praxis überprüfen.

Unter einem **Gallensäureverlustsyndrom** versteht man einen übermäßigen Verlust an Gallensäuren, der zu Durchfällen, Gewichtsverlust oder Vitaminmangel führen kann. Die Gallensäuren sind Bestandteile der Gallenflüssigkeit, werden in der Leber produziert und nach einem kurzen Zwischenstopp in der Gallenblase dann in den oberen Dünndarm (Duodenum) abgegeben. Ihre Aufgabe im Darm ist vor allem die Fettverdauung. Gallensäuren zerlegen große Fettkügelchen in kleinere Bestandteile und ermöglichen dadurch deren Abbau durch Verdauungsenzyme. Der Körper ist dabei eine »sparsame schwäbische Hausfrau« und recycelt die verwendeten Gallensäuren. Diese werden nach getaner Arbeit im Darm normalerweise im terminalen Ileum wieder resorbiert und über das Blut zurück zur Leber transportiert. Nur ein geringer Anteil der Gallensäuren gelangt in den Dickdarm und wird über den Stuhl ausgeschieden. Fällt nun beispielsweise nach einer Operation bei Morbus Crohn oder einer schweren Entzündung das terminale Ileum aus, so können auch keine Gallensäuren mehr rückresorbiert werden. Sie gelangen dann vermehrt in den Dickdarm, wo sie durch eine Reizung der Darmschleimhaut Durchfälle auslösen können. Insbesondere bei Morbus-Crohn-Patientinnen und -Patienten mit Durchfall nach einer Ileumoperation sollte diagnostisch daher auch an ein Gallensäureverlustsyndrom gedacht werden. Es sollten entsprechende Stuhluntersuchungen durchgeführt werden. Therapiert wird ein solcher Mangel an Gallensäuren z. B. mit dem Wirkstoff Colestyramin, der Gallensäuren bindet und damit die Durchfälle bessert.

Ein **Kurzdarmsyndrom** entspricht einem Krankheitsbild, das meist durch die operative Entfernung von großen Teilen des Dünndarms entsteht. Wir können zwar ohne Dickdarm leben, jeder Verlust an Dünndarm ist jedoch kritisch. Denn je nach Länge und Lokalisation des entfernten Dünndarmabschnitts können die normalen Resorptionsfähigkeiten des Dünndarms stark eingeschränkt sein. In der Folge können Komplikationen auftreten. Dazu gehören häufig Durchfälle und eine Mangelversorgung mit Nährstoffen, Fetten, Elektrolyten und Vitaminen, die zu einem Gewichtsverlust führen kann. Auch haben die meisten Betroffenen ein Gallesäureverlustsyndrom. Bei Kurzdarmsyndrom sind eine ausführliche Ernährungsberatung zur Optimierung der Nahrungsbestandteile wie z. B. kohlenhydratreiche Kost und Verwendung von Fetten mit mittelkettigen Triglyzeriden sowie die Gabe von Vitamin B_{12}, Kalzium, Magnesium, Zink und Folsäure und die Behandlung des Gallensäureverlustsyndroms wichtig.

Checkliste: »Durchfall bei CED«

- akuter Schub (Calprotectin-Konzentration erhöht)
- Infektion (z. B. *Clostridium difficile*, Cytomegalievirus, andere Erreger)
- Nahrungsmittelintoleranz (z. B. Lactose, Fructose)
- Gallensäurenverlustsyndrom
- Kurzdarm (z. B. nach Operation)
- Reizdarmsymptomatik

tel und einer Spüllösung am Vortag der Untersuchung von Nahrungs- und Stuhlresten gereinigt werden, damit die Darmschleimhaut bei der Untersuchung gut einsehbar ist.

Ein Vorteil der Koloskopie ist, dass direkt während der Untersuchung Gewebeproben aus der Darmschleimhaut entnommen werden können, die dann untersucht werden (**histologische Untersuchung**). Die Proben werden z. B. hinsichtlich Entzündungszellen oder Zellveränderungen analysiert. Die histologische Untersuchung kann beispielsweise feststellen, ob eine leichte oder eine starke Entzündung vorliegt, und damit zwischen einem Schub und einer Remission unterscheiden. Von einer histologischen bzw. mukosalen Remission spricht man, wenn keine Entzündungszeichen mehr in der Darmschleimhaut nachweisbar sind. Dies gilt prognostisch als sehr gutes Zeichen für den weiteren Verlauf. Bei einer Koloskopie können auch kleinere operative Eingriffe wie z. B. die Entfernung von Polypen mithilfe einer kleinen Zange oder Schlinge vorgenommen werden. Da die Schleimhaut selbst keine Schmerzrezeptoren aufweist, sind solche endoskopischen Eingriffe für die Patientin bzw. den Patienten nicht schmerzhaft.

Im Verlauf einer chronisch-entzündlichen Darmerkrankung werden Darmspiegelungen bei akuten neuen Beschwerden oder Komplikationen durchgeführt oder auch, um den Therapieerfolg beurteilen zu können. Da Personen mit einer langjährigen chronisch-entzündlichen Darmerkrankung und Dickdarmbefall auch ein erhöhtes Risiko für Darmkrebs aufweisen können, sind zudem regelmäßige Vorsorgekoloskopien zur frühzeitigen Erkennung von veränderten Zellen besonders wichtig (siehe S. 73).

Dabei werden auch spezielle Färbetechniken angewendet (Chromoendoskopie), um Zellveränderungen (Dysplasie) noch besser sehen zu können. Spannend: Schon jetzt hat auch das Thema künstliche Intelligenz (KI) großen Einfluss auf die Weiterentwicklung von endoskopischen Techniken und Dysplasieerkennung.

Gastroskopie (Magenspiegelung)

Bei Menschen mit Morbus Crohn kann auch die Schleimhaut der Speiseröhre und des Magens betroffen sein und Beschwerden verursachen. Daher ist es sinnvoll, bei ihnen auch eine Magenspiegelung (Gastroskopie) durchzuführen und dabei Gewebeproben zu entnehmen. Mit dieser Technik kann auch der obere Teil des Dünndarms (Duodenum) eingesehen werden, und es können andere Ursachen der Beschwerden wie z. B. eine Zöliakie ausgeschlossen werden.

Untersuchung des Dünndarms

Zwischen Magen und Dickdarm liegt der längste Teil unseres Verdauungstrakts, der Dünndarm. Dieser ist aufgrund seiner Lage mit den normalen endoskopischen Verfahren (Magen- und Darmspiegelung) kaum einsehbar und schwer zugänglich. Das kann manchmal bei Personen mit Morbus Crohn ein Problem sein, da bei dieser Erkrankung theoretisch alle Abschnitte des Magen-Darm-Traktes befallen sein können, also auch der Dünndarm. Daher reichen eine Magen- und eine Darmspiegelung diagnostisch oftmals nicht aus, um alle entzündeten Abschnitte des Verdauungstrakts darzustellen. Für einen besseren Blick in den Dünndarm bedarf es deshalb weiterer Untersuchungsmethoden.

Die **Ultraschalluntersuchung** (Sonografie) ist eine einfache und weit verbreitete diagnostische Maßnahme ohne Strahlenbelastung, da sie mit Ultraschallwellen arbeitet. Eine Ultraschalluntersuchung des Bauchraums (Abdomen) gibt Auskunft über Veränderungen der inneren Organe wie Leber, Gallenblase, Bauchspeicheldrüse, Nieren und Harnwege. Bei chronisch-entzündlichen Darmerkrankungen wird zudem eine Darmsonografie durchgeführt, die auch den Dünndarm erfasst. Sie kann Entzündungen oder Verdickungen der Darmwand, Abszesse oder auch Fisteln feststellen. Gerade zur Verlaufsbeobachtung bei Menschen mit CED kann die Darmsonografie von erfahrenen Untersucherinnen und Untersuchern gut eingesetzt werden. Der Nachteil dieser für die untersuchte Person wenig belastenden Untersuchung besteht darin, dass aufgrund von Störfaktoren nicht immer ein optimales Bild zustande kommt. So ist z. B. bei Überlagerungen durch Luft im Bauch oder bei sehr übergewichtigen Personen die Bildqualität oft unzureichend.

Eines der häufigsten radiologischen Verfahren zur Untersuchung des Dünndarms ist die **Magnetresonanztomografie** (MRT). Dabei wird mithilfe einer speziellen Untersuchungstechnik (Hydro-MRT des Dünndarms, früher auch MRT-Sellink genannt) die Schleimhaut des Dünndarms dargestellt und hinsichtlich Entzündungen, Engstellen, Abszessen und Fisteln beurteilt. Die MRT-Untersuchung bringt für die Patientin bzw. den Patienten keine Strahlenbelastung mit sich. Dies ist gerade bei jungen Menschen mit CED, bei denen wiederholt mit bildgebenden Verfahren untersucht werden muss, ein sehr großer Vorteil gegenüber der Computertomografie (CT).

MEIN TIPP: **Wichtig: CED-Patientinnen und -Patienten benötigen im Verlauf ihrer Erkrankung immer wieder bildgebende Diagnostik, z. B. bei Verdacht auf Abszesse oder Stenosen. Dabei sind sie im Laufe der Erkrankung öfters und intensiver einer erhöhten Strahlenbelastung ausgesetzt. Verfahren wie die Computertomografie sollten daher gerade bei jungen Erkrankten nur in begründeten Fällen eingesetzt und, wenn möglich, durch Verfahren ohne Strahlenbelastung ersetzt werden (MRT oder Sonografie).**

Bei Menschen mit Morbus Crohn, bei denen aufgrund hoher Entzündungswerte und einer unauffälligen Magen-Darm-Spiegelung der Verdacht auf eine Entzündung im Dünndarm besteht, kann in seltenen Fällen auch die sogenannte **Kapselendoskopie** eingesetzt werden.

Die dabei verwendete spezielle Kapsel enthält eine kleine Kamera. Sie wird geschluckt und wird dann durch die normalen Darmbewegungen durch den Magen-Darm-Trakt befördert. Während ihres Weges durch den Dünndarm nimmt die Kapsel zahlreiche Bilder auf, die durch auf der Bauchhaut aufgeklebte Elektroden an ein Aufzeichnungsgerät übertragen werden. Mithilfe entsprechender Software werden diese einzelnen Bilder anschließend vom Arzt bzw. von der Ärztin ausgewertet und genau analysiert, um festzustellen, ob sich im Dünndarm nicht doch entzündete Schleimhautbereiche finden lassen.

MEIN TIPP: **Bei Personen mit bekannten Verwachsungen bzw. zahlreichen Voroperationen im Bauchraum, Ausstülpungen der Darmwand (Divertikeln), Engstellen (Stenosen) oder Darmverschluss besteht bei der Kapselendoskopie das Risiko, dass die Kapsel hängen bleibt. Daher wird bei Menschen mit einem solchen Risiko vorab eine MRT-Untersuchung durchgeführt, um Hindernisse auszuschließen. Auch gibt es die Möglichkeit, durch die vorangehende Verabreichung einer sich selbst auflösenden Testkapsel die Durchgängigkeit der Magen-Darm-Passage zu überprüfen.**

Großer Nachteil dieser Methode ist, dass während der Untersuchung nicht biopsiert werden kann. Das heißt, aus entzündeten Schleimhautstellen kann keine Probe für die histologische Untersuchung gewonnen werden. Die Kapselendoskopie ist zudem ein rein diagnostisches Verfahren, d.h., im Gegensatz zur normalen Darmspiegelung können dabei keine therapeutischen Eingriffe vorgenommen werden, wie z.B. die Entfernung von Polypen. Daher kann die Kapselendoskopie eine Magen- und Darmspiegelung bei Personen mit CED bislang nicht ersetzen, insbesondere nicht die Vorsorgekoloskopie zur frühen Erkennung von Darmkrebs.

Wenn es erforderlich ist, direkt in den Dünndarm zu blicken und dort auch Proben zu entnehmen, besteht die Möglichkeit der sogenannten Doppelballon-Enteroskopie, also einer **Dünndarmspiegelung** mithilfe eines endoskopischen Geräts ähnlich dem für die normale Darmspiegelung. Aufgrund der Lage des Dünndarms braucht man dazu ein langes Untersuchungsgerät und eine spezielle Methode, die sogenannte Doppelballon-Technik. Dazu wird entweder von Mund oder After ausgehend ein dünnes und langes flexibles Instrument (Endoskop) eingeführt, das Stück für Stück in den Dünndarm »hineinkriechen« kann.

Große Vorteile der Untersuchung sind, dass eine endoskopische Betrachtung des gesamten Dünndarms mit der Entnahme von Gewebeproben möglich ist und bei Blutungen oder Engstellen direkt therapeutische Eingriffe durchgeführt werden können. Nachteile der Methode sind jedoch der recht große technische Aufwand und die damit verbundene zeitliche Länge des Eingriffs. Daher wird dieses Verfahren nur selten und nur in ausgewählten Zentren durchgeführt.

Untersuchung zur Darmkrebsvorsorge

Personen mit einer chronischen Darmentzündung wie Morbus Crohn oder Colitis ulcerosa haben aufgrund ihrer chronischen Entzündung im Darm ein erhöhtes Risiko, an Darmkrebs (kolorektales Karzinom, kurz: KRK) zu erkranken, und sind deswegen oft sehr besorgt. Allerdings ist dieses Krebsrisiko nicht bei allen CED-Patienten und -Patientinnen vorhanden, sondern stark abhängig von der Lokalisation der Erkrankung, von der Dauer und Schwere der Kolitis oder des Morbus Crohn und auch von der Familiengeschichte, von Begleiterkrankungen und von anderen Risikofaktoren. Grundsätzlich haben Menschen mit einer Colitis ulcerosa aufgrund ihrer häufigeren Krankheitslokalisation im Dickdarm ein höheres Risiko als Personen mit Morbus Crohn.

Darmkrebs gehört bei Männern und Frauen in Deutschland aktuell zu den drei häufigsten Krebserkrankungen. In den meisten Fällen verändern sich zunächst gutartige Vorstufen der Darmschleimhaut, die sogenannten Darmpolypen (Adenome), und entwickeln Zellveränderungen (Dysplasie oder intraepitheliale Neoplasie genannt). Diese können über die Zeit zu Krebszellen entarten. Es wird angenommen, dass bei chronisch-entzündlichen Darmerkrankungen die dauerhaften Entzündungen im Dickdarm diese Zellveränderungen begünstigen. Daher ist eine langanhaltende und ausgeprägte Entzündung des Dickdarms (Kolitis) ein besonderer Risikofaktor.

Darmkrebsrisiko bei chronisch-entzündlicher Darmerkrankung

CED-Patientinnen bzw. -Patienten haben insbesondere dann ein erhöhtes Risiko für Darmkrebs,

- wenn eine Colitis ulcerosa oder ein Morbus Crohn zu einer ausgedehnten Entzündung des Dickdarms geführt hat (Pankolitis),
- wenn bereits entzündliche Gewebeveränderungen (Pseudopolypen) oder Dickdarmengstellen vorliegen oder in vorherigen Darmspiegelungen schon Zellveränderungen nachgewiesen worden sind,
- wenn zusätzlich eine primär sklerosierende Cholangitis vorliegt,
- wenn nahe Verwandte bereits in frühen Lebensjahren an Darmkrebs erkrankt sind oder
- wenn sie älter sind und/oder zusätzliche Risikofaktoren aufweisen (z. B. Übergewicht oder Rauchen).

Menschen mit Colitis ulcerosa mit einer Proctitis ulcerosa (also einem Befall nur des Enddarms) sowie Personen mit Morbus Crohn mit einem reinen Dünndarmbefall zeigen statistisch kein erhöhtes Risiko für Darmkrebs.

Die bislang zuverlässigste Methode zur Früherkennung von Tumorvorstufen stellt die Darmspiegelung (Koloskopie) dar. Werden Krebsvorstufen früh erkannt, können sie im Rahmen der Darmspiegelung auch gleich entfernt werden, bevor sie sich zu Krebszellen entwickeln. Je früher also Zellveränderungen erkannt werden, desto besser sind die Heilungsaussichten. Die **Vorsorgekoloskopie** wird daher als Präventionsangebot der Krankenkassen seit 2025 für alle Männer und Frauen in Deutschland ab einem Alter von fünfzig Jahren angeboten und kann bei einem unauffälligen Ergebnis nach zehn Jahren wiederholt werden. Bei Menschen mit CED stehen die wichtigen Kontrolluntersuchungen allerdings früher und häufiger an – wie häufig, hängt vom Ort und vom Ausmaß der Entzündung sowie von der individuellen Risikosituation des Einzelnen ab und sollte mit dem behandelnden Arzt oder der behandelnden Ärztin abgesprochen werden. Folgende Tabelle kann bei der Einschätzung des Risikos und der erforderlichen Häufigkeit von Vorsorgekoloskopien helfen, ersetzt aber nicht die individuelle Risikoberatung für den einzelnen CED-Patienten oder die einzelne CED-Patientin.

Unterschiedliche Risiken für die Entstehung von Darmkrebs bei CED (modifiziert nach der aktuellen Leitlinie zur Colitis ulcerosa; siehe S. 197)

Hohes Risiko (Koloskopie jedes Jahr)	Mittleres Risiko (Koloskopie alle zwei bis drei Jahre)	Geringes Risiko (Koloskopie alle vier Jahre)
ausgedehnte Kolitis mit hochgradiger Entzündung	Kolitis mit mittelstarker bis milder Entzündung	keines der genannten Kriterien vorliegend
Verwandter ersten Grades mit kolorektalem Karzinom vor dem 50. Lebensjahr	Verwandter ersten Grades mit kolorektalem Karzinom nach dem 50. Lebensjahr	
Zellveränderungen (intraepitheliale Neoplasie) in den Ergebnissen der Darmspiegelung innerhalb der letzten fünf Jahre	viele Pseudopolypen	
primär sklerosierende Cholangitis (jährlich ab Diagnosestellung)		
Engstelle (Stenose) im Dickdarm		
Bei Erfüllung eines Kriteriums gilt das jeweils höchste Risiko.		

Die gute Nachricht: Große aktuelle Studien legen nahe, dass das Risiko, an Darmkrebs zu erkranken und daran zu sterben, für

Personen mit Colitis ulcerosa in den letzten Jahren deutlich abgenommen hat. Die Wissenschaft vermutet, dass diese erfreuliche Beobachtung einerseits auf bessere Vorsorge- und Überwachungsstrategien zurückzuführen ist, andererseits aber auch auf eine bessere Entzündungskontrolle durch effektivere Medikamente. Denn: Eine effektive antientzündliche Therapie und langanhaltende Remission bei chronisch-entzündlicher Darmerkrankung (mukosale Heilung) schützt eben auch vor den Entzündungsprozessen in der Schleimhaut, die zu Zellveränderungen führen können.

Checkliste: Darmkrebs verhindern bei chronisch-entzündlicher Darmerkrankung

Das sollten Sie tun:

- Nehmen Sie regelmäßig an den Vorsorgekoloskopien teil. Deren Häufigkeit richtet sich nach Ihrem persönlichen Risikoprofil.
- Pflegen Sie einen gesunden Lebensstil: Der Verzicht auf Rauchen und übermäßigen Alkoholkonsum, die Vermeidung von Übergewicht, viel körperliche Bewegung und insbesondere eine gesunde, ausgewogene Ernährung mit weniger ungesunden tierischen Fetten (vor allem in Fleisch- und Wurstwaren), Zucker und Fast Food und dafür viel frischem Obst, Gemüse und Ballaststoffen sind auch für CED-Patienten bzw. -Patientinnen wichtige Elemente der Darmkrebsprävention.
- Sprechen Sie mit Ihrer Ärztin bzw. Ihrem Arzt über Ihr persönliches Risikoprofil und lassen Sie sich auch zu medikamentöser Prävention beraten. So kann z. B. bei Personen mit Colitis ulcerosa auch eine (ergänzende) Langzeittherapie mit 5-ASA (siehe S. 84) laut Studien das Risiko für Darmkrebs senken.

Genug vom Schub – die effektive Behandlung

In kaum einem anderen Bereich der Medizin wurden in den letzten zwanzig Jahren so viele neue und effektive Medikamente entwickelt und erprobt wie im Bereich der chronisch-entzündlichen Darmerkrankungen. Früher standen neben den operativen Verfahren nur Kortison und 5-ASA-Präparate für die Behandlung von Morbus Crohn und Colitis ulcerosa zur Verfügung. Kortison sorgte gerade in der Langzeittherapie für erhebliche Nebenwirkungen bei den Betroffenen. Heute steht eine Vielzahl an modernen Antikörpern und Wirkstoffen zur Verfügung, die gezielt eingesetzt werden, um die Entzündungskaskaden im Darm zu durchbrechen. Viele der neuen Medikamente werden auch bei rheumatologischen Erkrankungen oder bei Hauterkrankungen wie der Schuppenflechte (Psoriasis) gegeben, sodass wir immer besser verstehen, wann und wie wir in die immunologischen Abläufe dieser chronisch-entzündlichen Erkrankungen eingreifen können und welche Nebenwirkungen wir beachten müssen.

Die immer neuen Entwicklungen und Studienergebnisse zur medikamentösen Therapie bei CED werden für die behandelnden Ärztinnen und Ärzte in den Leitlinien der Deutschen Gesellschaft für Verdauungs- und Stoffwechselerkrankungen (**DGVS**) und der European Crohn Colitis Organization (**ECCO**) zusammengefasst und aktualisiert. Sie sind dort – ebenso wie beim Kompetenznetz CED – auch für die Betroffenen selbst in der jeweils aktuellen Version einsehbar (siehe S. 199).

Ziele der Therapie

Bei allen zur Verfügung stehenden medikamentösen und operativen Therapieverfahren müssen Vor- und Nachteile vor dem Hintergrund der Schwere und Ausbreitung der Erkrankung und der jeweiligen Lebenssituation der einzelnen Betroffenen abgewogen werden, um für jeden und jede die beste Behandlungsoption zu finden. Nicht jeder Patient bzw. jede Patientin braucht jede Therapie, und wenn doch, auch nicht in jeder Krankheitsphase. Jedes Therapiekonzept bei chronisch-entzündlichen Darmerkrankungen ist daher ein **individuelles Therapiekonzept**, das folgende Ziele in den Blick nehmen sollte:

Raus aus dem Schub

Ziel bei einem akuten Krankheitsschub ist es, in möglichst kurzer Zeit ein vollständiges Abklingen der Darmentzündung zu erreichen. Dazu stehen verschiedene, effektiv und schnell wirksame Medikamente zur Verfügung. Der entzündungsfreie Zustand wird als **Remission** bezeichnet. Kriterien für das Erreichen einer Remission sind neben einer Verringerung der Beschwerden der Betroffenen (also z.B. keine oder kaum Durchfälle oder Schmerzen mehr) eine Normalisierung der Entzündungswerte im Blut und im Stuhl (Calprotectin) sowie die endoskopisch sichtbare Abheilung der entzündeten Darmschleimhaut (siehe S. 65). Aus Studien wissen wir, dass eine solche komplette Abheilung der Darmschleimhaut eine sehr wichtige Voraussetzung für eine lange schubfreie Zeit ist. Neuere Studien legen zudem nahe, dass es gerade am Anfang wichtig ist, schnell und effektiv zu therapieren, damit die Schleimhaut rasch abheilt und Folgeschäden vermieden werden. Für diese »Hit-hard-and-early-Strategie« werden bei starken Schüben anstelle der klassischen Kortisongabe mittlerweile auch schon frühzeitig Biologikatherapien eingesetzt.

Möglichst langes Erhalten der Remission

Ist der akute Schub vorbei und eine Remission erreicht, ist es das Ziel, diesen entzündungsfreien Zustand möglichst lange zu erhalten bzw. einen neuen Entzündungsschub so lang wie möglich hinauszuzögern. Dazu ist bei ca. vierzig bis fünfzig Prozent der Menschen mit CED abhängig vom Schweregrad und von der Häufigkeit der Schübe die langfristige Einnahme von Medikamenten erforderlich. Je besser und länger ein CED-Patient oder eine CED-Patientin in Remission ist, desto weniger langfristige Schäden und Veränderungen entstehen an der Darmschleimhaut und umso weniger Komplikationen sind zu erwarten. Ein wichtiges Ziel ist dabei die **steroidfreie Remission**, d. h., man möchte den schubfreien Zustand anders als früher ohne den Einsatz von Kortison erhalten. Denn eine solche Dauertherapie mit Steroiden geht mit schweren chronischen Nebenwirkungen einher (siehe S. 84). Daher erhalten heute viele an CED Erkrankte langfristig Biologika (siehe S. 88), um eine entzündungsfreie Remission zu ermöglichen. Bei ausgewählten Betroffenen können auch operative Verfahren eine langfristige Therapieoption sein, z. B. die Entfernung des Dickdarms bei Colitis ulcerosa (siehe S. 100).

Vermeidung von Komplikationen

Insgesamt versucht man heute, durch eine frühe und intensive Therapie der Erkrankung den langfristigen Krankheitsverlauf günstig zu beeinflussen, um Komplikationen und Folgeoperationen zu vermeiden. Dennoch kann es durch die chronisch-entzündliche Darmerkrankung selbst, durch Vorerkrankungen der Betroffenen, aber auch durch die Medikamente zu Komplikationen kommen. So haben CED-Patienten und -Patientinnen beispielsweise ein höheres Risiko für Osteoporose (siehe S. 133), das durch Steroidgaben noch verstärkt werden kann. Immunsuppressive Medikamente und Biologika können mit einem höheren Risiko für Infektionen (siehe S. 88) oder einem größeren Risiko für Hautkrebs einhergehen, sodass z. B. ein ausreichender Impfschutz und ein hoher UV-Schutz nötig sind. Ein nicht intensiv genug behandelter Morbus Crohn im Dünndarm kann zu Engstellen (Stenosen) und einem Darmverschluss führen, sodass eine Operation nötig wird. Daher ist es wichtig, für jeden einzelnen Patienten bzw. jede einzelne Patientin bei der Therapieauswahl mögliche Risiken in den Blick zu nehmen und diesen auch vorbeugend entgegenzuwirken.

Effektive Behandlung der Symptome zur Verbesserung der Lebensqualität

Neben Medikamenten und Operationen gehören noch viele weitere Aspekte zu einem umfassenden und ganzheitlichen Therapiekonzept. Ernährungsmedizinische Therapien (siehe S. 147) zur Vermeidung einer Unterernährung, eine Schmerztherapie (siehe S. 106) und die Behandlung von Begleiterscheinungen wie einer Anämie oder Fatigue (siehe S. 49) sind ebenso wichtig wie Unterstützung bei psychosozialen Belastungen und bei der Krankheitsbewältigung (siehe S. 125). Auch muss die Therapie immer wieder neu an die jeweilige Lebenssituation der Betroffenen angepasst werden, insbesondere bei Kinderwunsch, Schwangerschaft oder Stillzeit, aber auch bei älteren Personen mit Begleiterkrankungen.

Medikamentöse Therapiestrategien

Zunächst einmal ist es wichtig zu wissen, welche Verabreichungsformen von Medikamenten in der CED-Behandlung möglich sind:

- **Zäpfchen, Einläufe oder Schaum:** Diese Verabreichungsformen von z. B. 5-ASA oder Kortison werden vor allem bei Entzündungen gewählt, die sich am Ende des Dickdarms (Rektum) befinden. Sie werden rektal (durch den After) verabreicht.
- **Tabletten oder Granulat:** Beides wird oral (über den Mund) eingenommen, also geschluckt.
- **Spritzen, Fertig-Pens oder On-Body-Injektoren:** Dabei wird der Wirkstoff (Biologika) subkutan (unter die Haut) verabreicht. Fertig-Pens (engl.: pen = Stift), sind Einweg-Pens, die bereits mit einer Medikamentendosis befüllt sind, die von der Patientin bzw. vom Patienten selbst unter die Haut gespritzt wird. Nach Verbrauch der Füllung wird der Fertig-Pen weggeworfen. Bei On-Body-Injektoren handelt es sich um am Körper angebrachte Verabreichungssysteme.
- **Infusionen:** Mit ihnen wird das Medikament, z. B. Kortison oder Biologika, intravenös (in die Vene) verabreicht.

Extra: Wichtige Fragen rund um die medikamentöse Therapie

Welche Therapie eignet sich für welchen Patienten?
Für die Therapieentscheidung und die Auswahl der Medikamente spielen verschiedene Faktoren eine Rolle, beispielsweise:

- die Schwere der Erkrankung,
- die Lokalisation und Ausbreitung der Entzündung,
- das Patientenalter und mögliche Vorerkrankungen,
- das Ansprechen auf vorausgehende Therapien,
- das Vorhandensein von extraintestinalen Manifestationen oder anderen entzündlichen Erkrankungen wie z. B. Schuppenflechte (Psoriasis) oder Rheuma,
- die Lebenssituation der Betroffenen (z. B. Kinderwunsch),
- Nebenwirkungen der Medikamente.

Braucht jeder CED-Patient und jede CED-Patientin langfristig Biologika?
Nein. Biologika brauchen Personen, deren chronisch-entzündliche Darmerkrankung aufgrund der Schwere der Entzündung oder wegen der Häufigkeit der Schübe die Lebensqualität stark beeinträchtigt und bei denen anders keine Remission erreicht werden kann. Das trifft ca. vierzig bis fünfzig Prozent der CED-Patienten und -Patientinnen. Es gibt aber auch eine Gruppe von Erkrankten, die nach einem einmaligen Schub keine weiteren Beschwerden mehr haben oder die allein durch die Gabe von 5-ASA bzw. mittels komplementärmedizinischer Methoden (z. B. Ernährung oder Mikrobiomtherapie) in Remission zu halten sind.

Wie schnell wirkt die Therapie?
Das hängt stark vom verwendeten Medikament ab. Substanzen wie Kortison sowie die meisten Biologika wirken recht schnell, sodass sich nach wenigen Tagen bis Wochen eine Verbesserung zeigt und die Patienten weniger Durchfälle oder Blut im Stuhl bemerken. Andere Substanzen wie z. B. Azathioprin oder auch

Vedolizumab brauchen mehrere Wochen bis Monate, bis die pharmakologische Wirkung eintritt.

Sprechen alle Patientinnen und Patienten gleich gut auf die Medikamente an?

Nein. Auch bei einer Biologikatherapie sprechen nicht hundert Prozent aller behandelten Personen auf die jeweilige Substanz an. Aus Studien wissen wir, dass bei vorher unbehandelten Patienten nur ca. fünfzig bis sechzig Prozent auf das erste Biologikum ansprechen, sodass ca. vierzig Prozent auf eine andere Medikamentenklasse umgestellt werden müssen. Leider können wir bislang nur begrenzt gut voraussagen, welcher Patient und welche Patientin auf welches Medikament ansprechen wird und welcher bzw. welche nicht. Dazu laufen aber derzeit sehr viele Studien, um die Therapie individueller und noch besser zu machen. Bei manchen Betroffenen kommt es im Laufe der Therapie auch bei anfangs gutem Ansprechen über die Dauer zu einem Wirkungsverlust. Grund dafür kann beispielsweise sein, dass das eigene Immunsystem des bzw. der Behandelten Antikörper gegen das Medikament bildet (z. B. bei Infliximab) oder der erreichte Wirkspiegel des Biologikums im Blut nicht hoch genug ist. Beides kann in einer Laboruntersuchung überprüft werden. Auch kann es im Laufe einer Biologikatherapie manchmal erforderlich sein, die Intervalle zwischen den einzelnen Gaben zu verkürzen oder die Dosis zu steigern, um eine größere Effektivität zu erreichen.

Wie lange dauert eine CED-Therapie?

Das hängt zunächst vom Therapieziel ab. Ist es das Ziel, eine Patientin oder einen Patienten aus einem akuten Schub herauszubringen, liegt die Therapiedauer für eine Steroidgabe z. B. meist bei zwei bis sechs Wochen. Wichtig: Steroide sind nicht zur Langzeittherapie geeignet, da sie zu erheblichen Nebenwirkungen führen (Bluthochdruck, Diabetes und Osteoporose; siehe S. 84). Wenn es darum geht, einen Patienten bzw. eine Patientin durch Medikamente in Remission zu halten, ist eine langfristige Therapie erforderlich. Eine Biologikagabe ist z. B. meist auf eine Therapiedauer von mindestens drei bis vier Jahren angelegt. Ist der bzw. die Behandelte dann stabil in Remission, kann ein Auslassversuch diskutiert werden. Das Risiko, nach dem Absetzen des Biologikums in den nächsten zwölf Monaten einen erneuten entzündlichen Schub zu bekommen, liegt je nach Krankheitsbefall und -schwere zwischen zwanzig und fünfzig Prozent.

Ist die medikamentöse Therapie bei Morbus Crohn und Colitis ulcerosa identisch?

Ja und nein. Ein Großteil der Medikamente ist aufgrund ihrer antientzündlichen Wirkung sowohl für die Therapie des Morbus Crohn als auch für die der Colitis ulcerosa zugelassen, manche jedoch aufgrund der Studienlage nur für eine der beiden Erkrankungen. Ebenfalls gibt es für einige Medikamente schon mehr Studiendaten, bei welchem Befallsmuster oder welcher Art der CED sie besonders gut wirken. Zum Beispiel gehören 5-ASA-Medikamente zur Standardtherapie der Colitis ulcerosa, werden aber beim Morbus Crohn nur bei Befall des Dickdarms eingesetzt.

Können verschiedene Medikamente auch miteinander kombiniert werden?

Das hängt von den jeweiligen Medikamenten und der Situation des Patienten ab. Bei manchen Patienten und Patientinnen muss z. B. übergangsweise zusätzlich kurzfristig Kortison gegeben werden, bis die Biologika wirken oder wenn es trotz Immunsuppression zum akuten Schub kommt. Auch werden manchmal Kombinationen von Infliximab und niedrigdosiertem Azathioprin gewählt, um die Entstehung von Antikörpern zu verhindern. Zudem gibt es auch immer mehr Studien zur Kombination verschiedener Biologika, z. B. von Vedolizumab und JAK-Inhibitoren in schweren Fällen.

5-Aminosalicylate

5-Aminosalicylate (5-ASA) sind seit Langem und häufig eingesetzte entzündungshemmende Arzneimittel bei chronisch-entzündlichen Darmerkrankungen, hauptsächlich bei der Colitis ulcerosa (z. B. Mesalazin). Bei Menschen mit Morbus Crohn werden die 5-ASA nur dann eingesetzt, wenn der Dickdarm befallen ist. Diese Präparate werden sowohl im akuten Schub angewendet als auch zum Erhalt der Remission als langfristige Therapieoption eingesetzt. Die unterschiedlichen Präparate gibt es in verschiedenen Darreichungsformen, z. B. in Form von Zäpfchen oder Rektalschaum oder auch als Tabletten und Granulat. Welche Darreichungsform und Dosierung verordnet wird, hängt z. B. davon ab, wo im Körper die Wirkung erzielt werden soll. Zum Beispiel werden bei einer Linksseitenkolitis oder Pankolitis Kapseln oder Granulate oral eingesetzt; bei einer reinen Enddarmentzündung kann mit Zäpfchen oder Schaum rektal gearbeitet werden. 5-Aminosalicylate haben allgemein eine gute Verträglichkeit und relativ wenig Nebenwirkungen. Es sollten aber aufgrund von möglichen Nebenwirkungen wie Blutbildveränderungen, Nierenschäden oder Pankreatitis regelmäßige Laborkontrollen durchgeführt werden.

Steroide

Mit den Begriffen Kortison, Steroide oder Glukokortikoide ist die Substanzklasse der Steroidhormone gemeint, die meist unter dem Wirkstoffnamen **Prednisolon** schon seit Jahrzehnten in der Therapie der chronisch-entzündlichen Darmerkrankungen eingesetzt werden. Glukokortikoide spielen eine wichtige Rolle in der Regulation des Stoffwechsels, des Wasserhaushalts und des Blutkreislaufsystems des Menschen. Insbesondere sind die Glukokortikoide stark entzündungshemmend und unterdrücken das Immunsystem. Daher wirken sie effektiv bei entzündlichen Erkrankungen. Glukokortikoide zählen darum zu den stark wirksamen Medikamenten im akuten, schweren Schub eines Morbus Crohn oder einer Colitis ulcerosa. Sie entfalten hochdosiert (sechzig bis hundert Milligramm pro Tag) sehr schnell ihre antientzündliche Wirkung. Das Hauptproblem bei den Steroiden sind jedoch ihre Nebenwirkungen, die bei längerem Gebrauch auftreten. Daher werden Steroide mittlerweile nur noch zur Akuttherapie eines Schubes, aber nicht zur Langzeittherapie eingesetzt.

Zu den sichtbaren Nebenwirkungen bei hohen Dosen über längere Zeit gehören Gewichtszunahme, Vollmondgesicht, Hautprobleme wie Akne und sogenannte Schwangerschaftsstreifen an der Bauchhaut oder Hautprobleme. Noch schwerwiegender sind aber die nicht gleich sichtbaren Nebenwirkungen wie Bluthochdruck und Diabetes, ein hohes Risiko für Osteoporose, Magengeschwüre und Wundheilungsstörungen oder auch Augenprobleme wie eine Erhöhung des Augeninnendrucks oder eine Trübung der Augenlinse. Nicht zu vergessen sind auch psychische Probleme, die von allgemeiner Niedergeschlagenheit und Stimmungsschwankungen bis zur schweren Depression und zu psychotischen Zuständen reichen können. Kortison in höheren Dosen kann aufgrund der Unterdrückung des Immunsystems ähnlich wie andere immunsuppressive Medikamente (siehe S. 87) das Risiko für infektiöse Komplikationen erhöhen, ist also in der Langzeitanwendung keinesfalls »sicherer« als Biologika.

Neben den systemisch eingesetzten Steroiden, also den im akuten Schub verabreichten hohen Dosen **Kortison** in Form von Tabletten oder Infusionen, gibt es auch Steroide, die möglichst nebenwirkungsarm direkt am Ort der Entzündung eingesetzt werden können. Diese sogenannten topischen oder lokal wirksamen Steroide werden bei einem Befall des Enddarms z. B. in Form eines Rektalschaums oder Klysmas (eines Einlaufs) eingesetzt. Andere Zubereitungsformen werden nach oraler Einnahme in niedrigen Dosen erst in speziellen Bereichen des Darmes freigesetzt. In der Therapie der CED wird vor allem der Wirkstoff **Budesonid** so verabreicht. Budesonid ist ein lokal (direkt am betroffenen Ort) wirksames Kortison, das je nach Freisetzung und Darreichungsform im Dünndarm, Dickdarm oder Enddarm wirkt.

Nach der Aufnahme über die Darmschleimhaut wird es in die Leber transportiert, wo das Budesonid zu einem Großteil verstoffwechselt wird, sodass insgesamt deutlich weniger Nebenwirkungen auftreten.

Kortison »ausschleichen«

Bei einer länger andauernden Einnahme von hohen Dosen Kortison darf man diese Tabletten nicht einfach von heute auf morgen absetzen. Grund: Unser Körper produziert selbst in der Nebennierenrinde das Steroidhormon Kortisol. Dies ist ein wichtiges Stresshormon, das der Körper in Situationen wie Fieber, Infekt, Operation oder bei einem Unfall vermehrt freisetzt, um diese Akutsituation gut meistern zu können. Wenn nun aber dem Körper von außen Steroide als Medikamente zugeführt werden, stellt die Nebennierenrinde die Produktion dieses Hormons ein. Setzt ein Patient oder eine Patientin nun abrupt die Steroidtherapie ab, kann die Nebennierenrinde nicht schnell genug mit der eigenen Hormonproduktion beginnen, und dem Körper fehlt dieses lebenswichtige Hormon. Dies kann zu schweren Kreislaufproblemen und Entgleisungen des Elektrolyt- und Wasserhaushalts führen. Daher ist es wichtig, die Steroiddosis über einen längeren Zeitraum kontinuierlich zu verringern, also »auszuschleichen«, damit die Nebennierenrinde ihre körpereigene Hormonproduktion wieder hochfahren kann und im Körper kein Mangel entsteht.

Wenn eine CED-Patientin oder ein CED-Patient auch durch hohe Dosen an Kortison nicht mehr in eine Remission gebracht werden kann und weiterhin im entzündlichen Schub ist, spricht man von einer **Steroidresistenz** oder auch von steroidrefraktären Patientinnen und -Patienten. Dies ist bei bis zu dreißig Prozent der Personen mit CED der Fall.

Klassische Immunsuppressiva

Unter dem Begriff Immunsuppressiva fasst man Arzneimittel zusammen, die zur Unterdrückung (Suppression) der körpereigenen Immunreaktion angewendet werden, z. B. nach einer Organtransplantation. Auch bei chronisch-entzündlichen Darmerkrankungen kann es eine effektive Therapiestrategie sein, die chronische Entzündungsreaktion durch den Einsatz von niedrigen Dosen solcher immunsuppressiven Medikamente zu unterdrücken. Das über lange Zeit am häufigsten eingesetzte immunsuppressive Medikament bei CED in Europa ist bzw. war **Azathioprin**. Azathioprin wird in Tablettenform gewichtsabhängig dosiert und entfaltet seine Wirkung meist erst nach acht bis zwölf Wochen Therapiedauer. Daher ist es nicht dafür geeignet, einen akuten Schub schnell zu durchbrechen, sondern wird eher langfristig zum Remissionserhalt eingesetzt, manchmal auch in Kombination mit Infliximab (siehe S. 91). In den letzten Jahren ist der Einsatz von Azathioprin bei chronisch-entzündlichen Darmerkrankungen jedoch aufgrund der Neuentwicklungen im Bereich der Biologika und der Nebenwirkungen von Azathioprin insbesondere bei Älteren und langfristiger Anwendung (z. B. Blutbildveränderungen, Bauchspeicheldrüsenentzündung oder Hautkrebs) in der Erwachsenenmedizin deutlich zurückgegangen.

Was bedeutet »immunsupprimiert«?

Immunsupprimiert bedeutet, dass das Immunsystem eines Menschen geschwächt ist und damit keine effektive Abwehrreaktion bei Infektionen mit Bakterien, Viren oder Pilzen erfolgen kann. Bei Personen mit chronisch-entzündlicher Darmerkrankung sind die therapeutisch eingesetzten Medikamente der häufigste Grund für eine Immunsuppression. Dazu zählen z. B. Steroide (Kortison) und Substanzen wie Azathioprin, aber auch die breite Palette der Biologika. Diese Medikamente werden eingesetzt, um das Immunsystem der Betroffenen und damit die Entzündungsreaktion im menschlichen Körper zu dämpfen – leider aber mit der Nebenwirkung, dass die damit Behandelten aufgrund des unterdrückten Immunsystems ein höheres Risiko haben, an Infektionen zu erkranken bzw. schwerere Symptome zu entwickeln. Daher ist es wichtig, vor Beginn einer immunsuppressiven Therapie wichtige Infektionen auszuschließen (siehe S. 96), durch Impfungen vorzubeugen und besondere Vorsichtsmaßnahmen zu beachten (siehe S. 180).

Biologika

Biologika sind biotechnologisch hergestellte Eiweiße, die körpereigenen Substanzen sehr ähnlich sind. Das Ziel von Biologika ist es, verschiedene Regulationsmechanismen unseres Körpers gezielt zu beeinflussen, also auf molekularer Ebene direkt in Entzündungs- oder Immunreaktionen einzugreifen.

Der menschliche Organismus produziert eine Vielzahl entzündungsfördernder Botenstoffe, die sogenannten **Zytokine**. Ein sehr wichtiges Zytokin ist der Tumornekrosefaktor alpha (TNF-alpha), der bei der immunologischen Abwehrreaktion des Körpers eine wichtige Rolle einnimmt, aber auch Interleukin 23, 12 oder 17 (IL-23, IL-12 oder IL-17) sind wichtig. Möchte der Körper sich gegen Bakterien, Viren oder fremde Antigene wehren, so setzt das Immunsystem eine entzündliche Abwehrreaktion in Gang, bei der durch Ausschüttung von Zytokinen wichtige Zellen des Immunsystems herbeigerufen und aktiviert werden. Bei einer akuten Entzündung durch Bakterien beispielsweise hat diese Aktivierung der Entzündungsreaktion die wirksame Bekämpfung der Krankheitserreger durch das körpereigene Immunsystem zur Folge. Sind die Bakterien erfolgreich bekämpft, wird auch die Zytokinproduktion wieder zurückgefahren (siehe S. 23).

Bei einer chronischen Entzündung wie z. B. bei rheumatischen Erkrankungen, chronisch-entzündlichen Darmerkrankungen oder auch Schuppenflechte der Haut (Psoriasis) ist diese Regulation jedoch gestört: Entzündungsfördernde Zytokine kommen dauerhaft in großen Mengen vor und erhalten die Entzündungsreaktion des Immunsystems aufrecht. Diese Entzündung führt schließlich dazu, dass körpereigenes Gewebe geschädigt wird, also Darmgewebe bei CED, die Gelenke bei Rheuma oder die Haut bei Psoriasis. Kein Wunder also, dass diese Erkrankungen oft auch in Kombination auftreten können.

Um diesen immunologischen Prozess zu unterbrechen, wurden daher spezielle **Antikörper** entwickelt, die gegen diese Zytokine gerichtet sind und deren Wirkung stoppen sollen. Das erste und bekannteste Beispiel für Biologika in der Behandlung von chronisch-entzündlichen Darmerkrankungen waren die biotechnologisch hergestellten anti-TNF-alpha-Antikörper, die vor ca. dreißig Jahren erstmals auf den Markt kamen. Dabei wurde ein monoklonaler Antikörper gentechnisch hergestellt. Dieser Antikörper ist so spezifisch, dass er ausschließlich auf das Zytokin TNF-alpha passt und sich an dieses bindet. In der Folge wird die Aktivierung der Immunzellen durch TNF-alpha unterbunden, und die weitere Entzündungsreaktion wird gestoppt. Anti-TNF-alpha-Antikörper heilen also nicht die Ursache der CED, sondern unterbrechen die Entzündungsreaktion des Körpers, um weitere Schäden am Darm zu vermeiden. Mittlerweile sind viele neue Substanzklassen hinzugekommen, die andere Eiweiße binden oder die Aktivierung und Einwanderung von weißen Blutkörperchen in die Darmwand hemmen, z. B. die IL-23-Antagonisten und Integrinantagonisten, neuerdings auch die JAK-Kinase-Inhibitoren und Sphingosin-1-Phosphat-Rezeptor-Modulatoren.

Diese für die Entzündung des Darmes positive Wirkung der Biologika schwächt jedoch gleichzeitig auch die körpereigene Abwehr: Die Biologika wirken unterschiedlich stark auch immunsuppressiv, und es kann vermehrt zu bakteriellen oder viralen Infektionen und Reaktivierungen kommen (z. B. auch Gürtelrose). Insbesondere bei Personen, die früher – bemerkt oder unbemerkt – bereits Kontakt zu Erregern der Tuberkulose hatten, ist bei einigen Biologika beispielsweise das Risiko für eine Reaktivierung der Tuberkulose erhöht. Bei einer normalen Funktion des

Immunsystems werden die Tuberkelbakterien im Körper »in Schach« gehalten. Kommt es allerdings unter Therapie mit Biologika zu einer Unterdrückung dieser immunologischen Kontrolle, so kann die Tuberkuloseinfektion erneut ausbrechen und zu schweren, zum Teil tödlichen Krankheitsverläufen führen. Daher wird vor Beginn einer Therapie jeder Patient bzw. jede Patientin durch Screening-Verfahren auf das Vorliegen einer früheren unbemerkten, sogenannten latenten Tuberkuloseinfektion hin untersucht (siehe S. 96).

Vor Beginn einer Therapie mit Biologika müssen daher die Betroffenen umfassend aufgeklärt werden, und es muss das jeweilige Risikoprofil eingeschätzt werden, z. B. je nach Medikament auch bezüglich vorbestehender Herz-Kreislauf-Erkrankungen. Insgesamt sind alle derzeit verfügbaren Biologika bei Einhaltung aller Sicherheitsaspekte (siehe S. 96) jedoch eine sehr effektive und sichere Therapieoption. Bei allen Bedenken bezüglich möglicher Nebenwirkungen durch den Eingriff in das Immunsystem sollte man sich also immer auch klar machen, dass ein unbehandelter Schub zu massiven Komplikationen führen kann und auch sehr lang bekannte Medikamente wie Kortison ein hohes Nebenwirkungsrisiko haben.

Biosimilars

Bei den Biologika gibt es nicht nur Originalpräparate, sondern auch Nachahmerprodukte, die sogenannten Biosimilars. Biosimilars dürfen vermarktet werden, wenn der Patentschutz des Originals abgelaufen ist. Sie sind dem Originalpräparat sehr ähnlich, aber nicht komplett identisch mit ihm. Für die Zulassung eines Biosimilars in Europa müssen die Herstellerfirmen nachweisen, dass das Präparat dem Originalbiologikum im Hinblick auf Qualität, Wirkmechanismus, Sicherheit und Wirksamkeit gleichwertig ist. Wird von der europäischen Zulassungsbehörde EMA für das Nachahmerprodukt die geforderte Ähnlichkeit festgestellt, kann das Biosimilar für alle Anwendungsbereiche des Originalpräparats zugelassen werden und stellt damit eine kostengünstige Alternative dar. So gibt es mittlerweile für eine ganze Reihe von anti-TNF-alpha-Antikörpern (z. B. Infliximab oder Adalimumab), bei denen der Patentschutz abgelaufen ist, Biosimilars auf dem Markt.

Anti-Tumornekrosefaktor-alpha-Antikörper

Diese Antikörper sind die ersten zugelassenen Biologika in der Therapie der chronisch-entzündlichen Darmerkrankungen und binden den entzündungsfördernden Botenstoff TNF-alpha, der in der Entzündungsentstehung bei Morbus Crohn und Colitis ulcerosa besonders bedeutsam ist. Zu der Klasse der anti-TNF-alpha-Antikörper gehören die Wirkstoffe Infliximab, Adalimumab und Golimumab, die sich in der genauen Konstruktionsweise des Antikörpers leicht unterscheiden. Die Wirkstoffe sind unter verschiedenen Handelsnamen verfügbar (Original und Biosimilars), die in unterschiedlicher Darreichungsform (Infusion oder Spritze) gegeben werden können. Das Nebenwirkungsprofil der einzelnen Antikörper ist dabei recht ähnlich.

Handelsnamen von anti-TNF-alpha-Antikörpern in der CED-Therapie (Auswahl gemäß Stand in Deutschland im Jahr 2025; kein Anspruch auf Vollständigkeit)

Wirkstoffe	Handelsnamen	Einsatzgebiete
Infliximab	Remicade, Inflectra, Remsima, Zessly, Flixabi	Morbus Crohn/Colitis ulcerosa
Adalimumab	Humira, Amgevita, Hyrimoz, Hulio, Idacio, Yuflyma, Imraldi	Morbus Crohn/Colitis ulcerosa
Golimumab	Simponi	Colitis ulcerosa

Die beiden am häufigsten verordneten Substanzen sind Infliximab und Adalimumab. Adalimumab ist in seiner Struktur identisch mit bestimmten Eiweißstoffen, die auch im menschlichen Körper vorkommen, und wird daher als vollständig humaner Antikörper bezeichnet. Infliximab dagegen ist ein zu 75 Prozent humaner Antikörper. Das heißt, er enthält zu 25 Prozent auch tierische Eiweißstrukturen (Maus) und wird daher als chimärer Antikörper bezeichnet. Bei Menschen, die eine Unverträglichkeit gegen solche tierischen Eiweiße haben, kann es bei der Gabe von Infliximab manchmal auch zu allergischen Reaktionen kommen. Zudem kann das Immunsystem der Betroffenen gegen den Antikörper Infliximab selbst Antikörper bilden, was zu einem Wirkverlust führen kann. Diese Antikörper sind ebenso wie die Wirkspiegel dieser Substanzen in Bluttests messbar. Um die körpereigene Antikörperbildung zu unterdrücken, wird Infliximab daher manchmal auch mit niedrigdosierten Gaben von Azathioprin kombiniert.

Interleukin-23-Antagonisten

Neben TNF-alpha gibt es noch andere Zytokine (Botenstoffe der Entzündung), die sich durch Antikörper hemmen lassen. Dazu gehört in der Therapie der Colitis ulcerosa und des Morbus Crohn seit Längerem der Antikörper Ustekinumab, der zwei wichtige Zytokine hemmt: IL-12 und IL-23. Er ist also der Gegenspieler dieser Antikörper, ihr Antagonist. Dadurch wird ebenfalls die Entzündungskaskade in der Darmwand unterbrochen, und die Immunreaktion wird eingedämmt. Mittlerweile stehen auch die selektiven anti-IL23p19-Antikörper Mirikizumab, Risankizumab und zukünftig auch Guselkumab (erwartet für das Jahr 2025) zur Verfügung. Im Gegensatz zu Ustekinumab blockieren sie gezielt nur eine Untereinheit von IL-23 und greifen damit noch spezifischer in das Entzündungsgeschehen ein. Das Sicherheitsprofil ist mit dem der Anti-TNF-alpha-Antikörper weitgehend vergleichbar.

Handelsnamen von IL-23-Antikörpern in der CED-Therapie (Stand in Deutschland im Jahr 2025; kein Anspruch auf Vollständigkeit)

Wirkstoffe	Handelsnamen	Zulassung für	Verabreichungsformen
IL-12/IL-23			
Ustekinumab	Stelara	Morbus Crohn/ Colitis ulcerosa	intravenöse Infusion Fertigspritze bzw. Fertig-Pen subkutan
IL-23			
Mirikizumab	Omvoh	Colitis ulcerosa	intravenöse Infusion Fertigspritze bzw. Fertig-Pen subkutan
Risankizumab	Skyrizi	Morbus Crohn	intravenöse Infusion Fertigspritze bzw. Fertig-Pen subkutan On-Body-Injektor
Guselkumab	Tremfya	Morbus Crohn/ Colitis ulcerosa	intravenöse Infusion, Fertig-Pen subkutan

Integrinantagonisten

Integrine sind Moleküle, die eine enge Verbindung zwischen zwei Zellen ermöglichen. Ein Beispiel dafür ist das α4β7-Integrin auf der Oberfläche von weißen Blutkörperchen, die bei der Vermittlung von Entzündungsprozessen im Darm eine Rolle spielen. Über das Integrin binden die Immunzellen an die Darmwand und können so aus den Blutgefäßen in das entzündete Gewebe wandern. Genau diesen Mechanismus versucht man über die Entwicklung von Integrinantagonisten (also Gegenspielern zu Integrinen) zu stoppen.

Vedolizumab ist der bislang einzige zugelassene Integrinantagonist, der bei chronisch-entzündlichen Darmerkrankungen die Einwanderung von Immunzellen aus dem Blut in das Darmgewebe blockiert und die Darmentzündung dadurch unterdrückt. Der Antikörper richtet sich gezielt gegen die genannte Eiweißverbindung (α4β7-Integrin) auf der Oberfläche der weißen Blutkörperchen. Da der Antikörper nur im Darm wirksam ist, wird dieses Biologikum daher auch als darmselektiv bezeichnet. Die immunsuppressiven Auswirkungen auf den Gesamtorganismus sind dadurch insgesamt geringer. Deshalb wird Vedolizumab z. B. auch gern bei Personen eingesetzt, bei denen man eine zu starke Unterdrückung der Abwehrzellen möglichst vermeiden möchte. Trotzdem müssen alle Sicherheitsaspekte (z. B. Impfungen) vor der Gabe von Vedolizumab eingehalten werden (siehe S. 96). Vedolizumab ist derzeit unter dem Handelsnamen Entyvio als intravenöse Infusion sowie auch als subkutane Darreichungsform erhältlich.

Small Molecules

Als Small Molecules wird eine neue Medikamentenklasse von – wie der Name schon sagt – kleinen Molekülen bezeichnet, die die Herstellungsprozesse entzündungsfördernder Botenstoffe in den Zellen hemmen.

Zu den wichtigsten derzeit erhältlichen Small Molecules im Bereich der CED-Therapie gehören die Wirkstoffe Tofacitinib, Filgotinib und Upadacitinib. Diese Antikörper blockieren sogenannte Januskinasen (JAK) in den Zellen, die wiederum wichtige Enzyme für die Herstellung von Zytokinen, also Botenstoffen der Entzündung, sind. Daher werden diese Small Molecules auch **JAK-Inhibitoren** (Hemmstoffe der JAK) genannt. Durch die Blockade wird die Menge an entzündungsfördernden Botenstoffen deutlich verringert, und die Entzündungsreaktion im Darm wird unterdrückt. Man unterscheidet dabei JAK-Inhibitoren, die mehrere Unterarten der Januskinasen hemmen (Tofacitinib), von JAK-Inhibitoren, die ganz gezielt nur einzelne Unterarten hemmen (selektive JAK1-Inhibitoren Filgotinib und Upadacitinib). Weitere JAK-Inhibitoren befinden sich derzeit in klinischen Zulassungsstudien. Eine zusätzliche Besonderheit ist, dass JAK-Inhibitoren täglich als Tablette eingenommen werden können und einen recht raschen Wirkeintritt haben.

JAK-Inhibitoren sind eine sehr effektive, aber relativ neue Substanzklasse, sodass im Vergleich zu anderen Biologika noch wenig

Langzeitdaten zur Verfügung stehen. Zu den Nebenwirkungen zählt das erhöhte Risiko für Herpes-zoster-Infektionen (Gürtelrose; siehe S. 176). Zudem gibt es Bedenken aufgrund von Nebenwirkungen im Bereich des Herz-Kreislauf-Systems, Thrombosen und Embolien. Daher werden diese Antikörper bei Personen mit kardiovaskulären Vorerkrankungen (Vorerkrankungen des Herz-Kreislauf-Systems), Nieren- oder Leberfunktionsstörungen, höherem Lebensalter und einem größeren Thromboserisiko (z. B. bei angeborenen Gerinnungsstörungen oder Rauchern bzw. Raucherinnen) zurückhaltend bzw. mit geringerer Dosis eingesetzt.

Handelsnamen von JAK-Inhibitoren in der CED-Therapie (Stand in Deutschland im Jahr 2025; kein Anspruch auf Vollständigkeit)

Wirkstoffe	Handelsnamen	Zulassung für	Verabreichung
Filgotinib	Jyseleca	Colitis ulcerosa	Tablette für die orale Einnahme
Tofacitinib	Xeljanz	Colitis ulcerosa	Tablette für die orale Einnahme
Upadacitinib	Rinvoq	Morbus Crohn/ Colitis ulcerosa	Tablette für die orale Einnahme

Sphingosin-1-Phosphat-Rezeptor-Modulatoren (kurz: S1P-Rezeptor-Modulatoren) verhindern, dass entzündungsfördernde Immunzellen die Lymphknoten verlassen können und damit in anderen Geweben wie z. B. im Darm eine Entzündungsreaktion auslösen können. Der aus der Therapie der Multiplen Sklerose bekannte und seit 2021 auch für die Colitis ulcerosa zugelassene S1P-Rezeptor-Modulator **Ozanimod** wird in Tablettenform einmal täglich eingenommen. Ein weiteres Präparat (**Etrasimod**) wurde für die Therapie der Colitis ulcerosa im Jahr 2024 zugelassen. Auch bei diesen relativ neuen Präparaten besteht ein erhöhtes Risiko für Herpes-zoster-Infektionen. Häufige bislang bekannte weitere Nebenwirkungen sind unter anderem eine Erhöhung der Leberwerte, Herzprobleme oder Entzündungen des Nasen-Rachen-Raumes.

Extra: Sicher und gut geplant – Checkliste Biologikatherapie

Biologika sind sehr wirksame Medikamente, haben aber aufgrund ihres gezielten Eingriffs in das Immunsystem auch mögliche Nebenwirkungen. Vor und während einer Therapie mit Biologika sind daher einige Vorsorgemaßnahmen zu Ihrer Sicherheit notwendig:

- **Aufklärung:** Vor Beginn einer Therapie sollte ein ausführliches Beratungs- und Aufklärungsgespräch stattfinden, in dem die passenden Therapieoptionen und mögliche Nebenwirkungen des jeweiligen Medikaments besprochen werden. Wichtig sind dabei auch Ihre Vorerkrankungen. Teilen Sie Ihrem behandelnden Arzt oder Ihrer behandelnden Ärztin also mit, ob Sie an Erkrankungen der Niere, des Herzens, der Leber oder der Lunge leiden oder wegen neurologischer oder onkologischer Probleme in Behandlung sind oder waren, ebenso, ob Allergien bekannt sind.
- **Ausschluss von Infektionen:** Generell sollte vor Gabe von Biologika ausgeschlossen werden, dass eine akute bakterielle oder virale Infektion vorliegt. Teilen Sie Ihrer behandelnden Ärztin oder Ihrem behandelnden Arzt also unbedingt mit, wenn Sie Symptome wie Fieber, Husten, Hautausschläge oder Ähnliches bemerken. Auch sollte bei entsprechendem Verdacht ein Abszess im Bauchraum mittels bildgebender Verfahren ausgeschlossen werden.
- **Röntgenuntersuchung der Lunge:** Um das Risiko einer Tuberkuloseinfektion zu minimieren (siehe S. 89), sollte jeder Patient bzw. jede Patientin hinsichtlich einer vorbestehenden Tuberkulose mittels einer Röntgenuntersuchung der Lunge sowie spezieller Blutuntersuchungen untersucht werden (z. B. Quantiferontest bzw. Elispot). Personen, bei denen sich in diesem Screening Hinweise auf eine vorangegangene Tuberkuloseinfektion finden, erhalten vor Beginn der Biologikatherapie eine medikamentöse Prophylaxe.
- **Hepatitis- und HIV-Screening:** Empfohlen wird vor Beginn der Therapie auch ein Screening auf eine akute oder stattge-

habte Hepatitis-B- oder -C-Infektion sowie das Vorliegen einer HIV-Infektion.

- **Überprüfung des Impfstatus:** Vor Beginn der Behandlung sollte zudem der Impfstatus überprüft werden; fehlende Impfungen sollten nachgeholt werden (siehe S. 177). Bringen Sie daher zum Beratungsgespräch unbedingt Ihren Impfpass mit. Während der Therapie mit Biologika dürfen keine Impfungen mit Lebendimpfstoffen erfolgen (z.B. gegen Masern, Mumps, Röteln oder Windpocken). Dies gilt auch für Reiseimpfungen wie z.B. gegen Gelbfieber.
- **Informieren aller Ihrer Ärzte und Ärztinnen:** Generell sollten Sie alle Ärztinnen und Ärzte, die Sie behandeln, z.B. auch Ihre Zahnärztin, über die Therapie mit Biologika informieren, insbesondere wenn operative Eingriffe geplant sind. Sie erhalten dazu auch einen Medikamentenpass mit entsprechenden Informationen.
- **UV-Schutz:** Manche Biologika erhöhen das Risiko für Hautveränderungen. Achten Sie daher auf ausreichenden UV-Schutz im Alltag (Sonnencreme, Schatten) und nehmen Sie jährliche hautärztliche Kontrolluntersuchungen wahr.
- **Vorsorgeuntersuchungen:** Neben dem Hautarzt-Check sollten Sie auch alle anderen angebotenen Vorsorgeuntersuchungen (z.B. beim Frauenarzt oder bei der Urologin) regelmäßig wahrnehmen.
- **Schwangerschaft/Kinderwunsch:** Teilen Sie Ihrem behandelnden Arzt bzw. Ihrer behandelnden Ärztin unbedingt mit, wenn Sie schwanger sind oder wenn Kinderwunsch besteht.
- **Verhaltensregeln:** Die meisten Biologika bewirken eine Unterdrückung des Immunsystems (Immunsuppression). Unter Umständen ist daher mehr Vorsicht z.B. im Umgang mit infektiösen Personen, bei Kontakt mit Tieren, auf Auslandsreisen oder beim Umgang mit potenziell infektiösen Materialien (z.B. bei der Gartenarbeit) angebracht. Lassen Sie sich dazu von Ihrem Arzt oder Ihrer Ärztin beraten.

Weitere Substanzen
Neben den aufgeführten Substanzen sind bei ausgewählten Personen mit schweren Krankheitsverläufen noch weitere immunsuppressive Substanzen im Einsatz, z. B. Ciclosporin oder Tacrolimus. Auch befindet sich eine ganze Reihe neuer Antikörper in der klinischen Entwicklung – im Rahmen von Studien an großen CED-Zentren können Patientinnen und Patienten auch daran teilnehmen. Einen Überblick über aktuelle Studien bieten z.B. die Informationsseiten des Kompetenznetzes CED oder der Deutschen Morbus Crohn/Colitis ulcerosa Vereinigung (DCCV) (siehe im Anhang).

Operative Therapiestrategien

Für die Behandlung der chronisch-entzündlichen Darmerkrankungen gibt es nicht nur Medikamente, sondern auch chirurgische Therapien in Form von Operationen. Während beim Morbus Crohn operative Eingriffe meist aufgrund von Komplikationen vorgenommen werden, also z. B. bei Engstellen, geht es bei Personen mit Colitis ulcerosa und operativer Entfernung des gesamten Dickdarms auch um langfristige »Heilung« der Erkrankung. Grundsätzlich gilt, dass Darmoperationen bei CED immer in einem spezialisierten Zentrum durchgeführt werden. Vorab sollten zusammen mit den behandelnden Gastroenterologen, der Chirurgin und dem Patienten sorgfältig die Vor- und Nachteile einer medikamentösen oder operativen Therapie als Teil eines Gesamt-Therapiekonzepts diskutiert werden.

Operative Therapien bei Morbus Crohn
Die Erkrankung Morbus Crohn betrifft oft den Dünndarm, ohne den der menschliche Organismus nicht in der Lage ist, wichtige Nährstoffe aufzunehmen. Ein Mensch kann daher prinzipiell ohne Dickdarm leben, nicht aber ohne Dünndarm. Schon bei einer teilweisen Entfernung von Dünndarmabschnitten kann es

zu erheblichen Komplikationen in der Verdauung (Kurzdarmsyndrom) und beim Stoffwechsel kommen (siehe S. 16). Daher werden operative Eingriffe bei Morbus Crohn zurückhaltend und darmschonend vorgenommen.

Personen mit Morbus Crohn werden meist nur dann operiert, wenn es infolge der chronischen Darmentzündung zu Komplikationen wie z. B. Engstellen gekommen ist. Solche Engstellen – Stenosen genannt – entstehen häufig im Bereich des terminalen Ileums, also am Übergang vom Dünndarm zum Dickdarm. Dadurch wird die Stuhlpassage durch den Darm behindert. Es kann zum akuten Darmverschluss (Ileus), zu Darmdurchbrüchen (Perforation) oder zur Bildung von Fistelgängen kommen. Bei kleineren Engstellen kann endoskopisch eine Aufdehnung (Ballondilatation) versucht werden. Für die meisten Betroffenen ist aber eine operative Entfernung des betroffenen Darmabschnitts, die sogenannte **Ileozökalresektion** (ICR), das Mittel der Wahl.

Bei Menschen mit Morbus Crohn, bei denen nur das terminale Ileum befallen ist, kann eine solche Ileozökalresektion in frühen Phasen des Krankheitsverlaufs auch ohne Bildung einer Engstelle das therapeutische Mittel der Wahl und Alternative zu einer medikamentösen Therapie sein. Immerhin zeigten fünfzig Prozent der früh Operierten in Studien nach der operativen Entfernung der Ileozökalregion im weiteren Verlauf keine erneuten Morbus-Crohn-Schübe mehr. Die Leitlinien sehen daher die operative Therapie mittels Ileozökalresektion bei Personen mit Morbus Crohn mit alleinigem Befall der Ileozökalregion und ansonsten unkompliziertem Verlauf als gleichwertig zur Biologikatherapie an.

MEIN TIPP: **Personen nach einer Ileozökalresektion haben nach der Operation kein terminales Ileum mehr, wodurch die Aufnahme von fettlöslichen Vitaminen (Vitamine A, D, E und K) und von Vitamin B_{12} vermindert sein kann. Um einem Mangel an Vitamin B_{12} und damit einer Anämie (siehe S. 54) vorzubeugen, sollte ihnen nach einer Ileozökalresektion alle drei Monate Vitamin B_{12} intramuskulär gespritzt werden.**

Operative Therapien bei Colitis ulcerosa

Im Unterschied zum Morbus Crohn ist die Colitis ulcerosa durch eine Operation, also durch eine Entfernung des entzündeten Dickdarms (**Kolektomie**), theoretisch heilbar. Daher müssen bei Menschen mit Colitis ulcerosa Nutzen und Risiken einer medikamentösen Therapie – insbesondere bei einer Langzeittherapie – dem Nutzen und den Risiken einer chirurgischen Therapie gegenübergestellt werden.

Insbesondere bei einem schweren akuten Schub, der nicht auf eine medikamentöse Therapie anspricht und den Allgemeinzustand der Betroffenen gefährdet, sowie bei ständig rezidivierenden (wiederkehrenden) Schüben mit einer hohen Entzündungsaktivität, die sich nicht durch eine Therapie mit immunsuppressiven Medikamenten oder Biologika bessern lässt, kann eine Operation das Mittel der Wahl sein. Gleiches gilt auch, wenn es im Krankheitsverlauf schon zu Gewebeveränderungen wie Polypen und Dysplasien gekommen ist, die langfristig das Risiko für bösartige Veränderungen (Darmkrebs) erhöhen.

Die Standardoperation bei der Colitis ulcerosa ist die sogenannte **Proktokolektomie** mit Anlage eines ileoanalen Pouches. Dies bedeutet, dass der gesamte Dickdarm und der Enddarm entfernt werden und anschließend der Dünndarm (Ileum) mit dem Anus verbunden wird. Rein äußerlich bleibt durch diese Operation der Weg des Nahrungsbreis erhalten, d. h., der Stuhlgang wird über den After entleert. Der Vorteil dieses Operationsverfahrens ist die Vermeidung eines dauerhaften künstlichen Darmausgangs (Stoma).

Pouch

In der Medizin versteht man unter dem Begriff Pouch (engl. für Beutel, Tasche) ein aus Dünndarmschlingen geformtes Reservoir. Dabei wird nach der Entfernung des Dickdarms aus Dünndarmschlingen eine Art künstlicher Enddarm gebildet und am unteren Ende mit dem Schließmuskelapparat verbunden. Grundsätzlich ist das Ziel dabei, die Kontinenz zu erhalten, d. h. die willkürlich kontrollierte Stuhlentleerung über den natürlichen Darmausgang, und einen künstlichen Darmausgang zu vermeiden. Der Erhalt der Kontinenz hat für viele Betroffene für ihr persönliches Wohlbefinden, ihre körperliche Unversehrtheit und ihre soziale Teilhabe eine sehr große Bedeutung.

Technisch gibt es unterschiedliche Möglichkeiten, einen Pouch zu bilden. Als Standardverfahren gilt heute meist der **J-Pouch**. Dabei wird aus den verbliebenen Darmabschnitten (z. B. dem letzten Abschnitt des Dünndarms) durch das Aneinanderlegen und Verbinden von Darmabschnitten ein Reservoir gebildet, das in der Form dem Buchstaben J ähnelt – daher der Name J-Pouch.

Eine solche Operation erfolgt heute meist laparoskopisch (mit Schlüssellochchirurgie) in insgesamt meist drei verschiedenen, aufeinanderfolgenden Operationen:

- In der ersten Operation wird der kranke Dickdarm entfernt, und es wird zunächst ein vorübergehender künstlicher Darmausgang gebildet.
- In der zweiten Operation erfolgt die Anlage des Pouches.
- In der dritten Operation wird nach Abheilung der Darmnähte nach etwa drei bis sechs Monaten das Stoma wieder entfernt und der Dünndarm an den Pouch angeschlossen.

Bei der Entscheidung für einen Pouch ist es jedoch wichtig zu wissen, dass es Zeit braucht, bis der Pouch die Aufgaben des entfernten Enddarms zufriedenstellend übernehmen kann. Oftmals dauert es mehrere Wochen bis Monate, bis sich der Körper an die neue Situation angepasst und bis sich die Stuhlfrequenz eingependelt hat. Sechs bis acht breiförmige Stuhlentleerungen pro Tag sind dabei durchaus normal.

Eine mögliche Komplikation der Pouch-Anlage ist leider das Auftreten einer **Pouchitis**, also einer Entzündung dieses Dünndarmreservoirs. Eine solche Pouchitis kann akut nach der Operation bei ca. dreißig bis fünfzig Prozent der Patienten und Patientinnen in den ersten zwei Jahren nach der Operation auftreten. Bei etwa fünf bis zehn Prozent der Betroffenen geht die Pouchitis in eine chronische Form über. Als Ursache einer Pouchitis wird unter anderem eine bakterielle Fehlbesiedelung des Darmes diskutiert. Die Betroffenen klagen über Schmerzen, eine Zunahme der Stuhlfrequenz, über Fieber oder auch Blutungen. Zur Behandlung einer akuten Pouchitis werden Antibiotika sowie eine antientzündliche Therapie empfohlen. Bei rezidivierenden, wiederkehrenden Entzündungen des Pouches sowie zum Erhalt einer Remission können zudem eine probiotische Therapie und eine ernährungsmedizinische Beratung hilfreich sein.

Die Entscheidung für eine Entfernung des Dickdarms und die Anlage eines Pouches sollte im Gespräch mit einem erfahrenen Chirurgen bzw. einer erfahrenen Chirurgin sehr überlegt getroffen werden. Personen, die ihre Familienplanung noch nicht abgeschlossen haben, sollten vor der Entscheidung für oder gegen einen Pouch auch das Thema Kinderwunsch eingehend mit der behandelnden Ärztin bzw. dem behandelnden Arzt besprechen. Denn nach der Anlage eines ileoanalen Pouches ist vor allem bei Frauen das Risiko für Unfruchtbarkeit erhöht.

MEIN TIPP: **Aus Studien wissen wir, dass bei Personen mit einem Pouch der Verzicht auf nicht steroidale Antirheumatika (NSAR) als Schmerzmittel (siehe S. 106) das Risiko für eine Entzündung des Pouches signifikant zu senken scheint. Greifen Sie also bei Schmerzen lieber zu Paracetamol oder Novalgin anstelle von Ibuprofen oder Aspirin.**

Stoma

Unter dem Begriff Stoma versteht man in der Medizin die operative Anlage eines künstlichen Darmausgangs, bei dem der Stuhl nicht über den ursprünglichen Weg über den After, sondern über eine neu geschaffene, künstliche Öffnung an der Bauchwand aus dem Körper geleitet wird. Dieser künstliche Darmausgang wird als Stoma oder auch als **Anus praeter** bezeichnet. Je nach anatomischer Lokalisation unterscheidet man das Ileostoma (Stoma des Dünndarms) vom Kolostoma (Stoma des Dickdarms). Von außen betrachtet sieht das Stoma wie eine rundlich-ovale Öffnung auf der Bauchhaut aus, die mit Schleimhaut ausgekleidet ist.

In Deutschland gibt es ca. 100 000 Stomaträger. Die meisten von ihnen haben das Stoma aufgrund einer Krebserkrankung erhalten. Die Gründe, bei Personen mit chronisch-entzündlichen Darmerkrankungen ein Stoma anzulegen, sind vielfältig: Bei einem Versagen der medikamentösen Therapie oder bei Komplikationen wie z. B. Fisteln oder Abszessen kann es hilfreich sein, den entzündeten Darm von den Aufgaben der Verdauung zu entlasten und vor dem befallenen Darmabschnitt ein Stoma anzulegen. In diesen Fällen wird das Stoma meist nur vorübergehend angebracht und kann später in einer zweiten Operation wieder rückverlagert werden. Bei Menschen mit Colitis ulcerosa kann es auch notwendig sein, den Dickdarm ganz zu entfernen und dann entweder einen Pouch oder ein endgültiges Stoma anzulegen.

Ein Nachteil einer Stomaanlage ist der Verlust der Kontinenz, also der Fähigkeit, den Abgang des Stuhlgangs selbst zu kontrollieren und zu steuern. Stomaträger und -trägerinnen verwenden daher spezielle Versorgungssysteme mit einem Beutel, in dem der Stuhl geruchsdicht aufgefangen und aufbewahrt wird, bis der Beutelinhalt in einer Toilette entsorgt werden kann. Zudem enthalten die Systeme einen speziellen Hautschutz, damit die Haut um das Stoma herum nicht durch den Kontakt mit dem Stuhl entzündet wird.

Für viele ist die Vorstellung, zeitweise oder für immer mit einem künstlichen Darmausgang leben zu müssen, sehr belastend. Eine eingehende Beratung durch einen erfahrenen Chirurgen bzw. eine erfahrene Chirurgin oder einer spezialisierten Stoma-Nurse sowie der Austausch mit anderen Betroffenen vor der Entscheidung für eine Operation sind deshalb besonders wichtig (siehe S. 98).

Therapien bei spezifischen Beschwerden

Hilfe bei Bowel Urgency

Ist ständiger Stuhldrang ein Thema, so steht bei einem entzündeten Enddarm (Rektum) zunächst die effektive antientzündliche Therapie der CED im Vordergrund. Dazu werden meist Biologika verwendet. Aber auch lokale Therapien wie Zäpfchen oder Einläufe mit den Wirkstoffen 5-ASA oder Kortison können zusätzlich Linderung verschaffen. Auch Kapseln gegen Durchfall (z. B. Loperamid oder Kombinationen aus Tanninalbuminat/Ethacridinlactat) sowie Huminsäuren können die Darmaktivität beruhigen, sollten aber ohne Rücksprache mit der behandelnden Ärztin bzw. dem behandelnden Arzt nicht langfristig eingesetzt werden. Manche Betroffene profitieren auch von einer gleichzeitigen Therapie mit niedrigdosierten trizyklischen Antidepressiva, die das darmeigene Nervensystem zur Ruhe bringen können. Biofeedback-Methoden zur Stärkung von Beckenboden und Analsphinkter sowie Entspannungsverfahren (siehe S. 128) haben sich ebenfalls bewährt.

Für Personen mit Bowel Urgency können zudem ernährungsmedizinische Hinweise hilfreich sein. Nahrungsmittel, die die Tätigkeit der Darmmuskulatur zusätzlich stimulieren, wie etwa Koffein (in Kaffee oder Tee) oder scharfe Gewürze, sollten eher vermieden werden. Ebenso kann auch ein zu hoher Ballaststoffanteil in Form von Vollkornbrot, Obst oder Rohkost die Symptomatik verstärken. Auch wenn diese Nahrungsmittel sehr gesund sind, ist ein gereizter Darm damit oft überfordert und neigt zu übermäßiger Luftbildung und einer gesteigerten Darmaktivität. Eine Abklärung zusätzlicher Nahrungsmittelintoleranzen (gegenüber Lactose, Fructose oder Sorbit) kann helfen, die geeignete Ernährungsweise für den jeweiligen Patienten bzw. die jeweilige Patientin zusammenzustellen und zu optimieren.

Hilfe bei Fisteln

Solange Fisteln keine Beschwerden verursachen, müssen sie nicht zwingend behandelt werden. Allerdings ist bei unbehandelten Fisteln im Zusammenhang mit einer chronisch-entzündlichen Darmerkrankung mit Komplikationen zu rechnen, die sich durch ein frühzeitiges Eingreifen mindern lassen. So kann sich z. B. ein Abszess ausbilden, der auch Schäden am Enddarm oder am Schließmuskel verursachen kann. Bei der Therapie von Fisteln stehen unterschiedliche medikamentöse, operative oder auch kombinierte Verfahren zur Verfügung, sodass Gastroenterologie und Chirurgie dabei eng zusammenarbeiten. Bei den inneren Fisteln (also z. B. zwischen Darmschlingen oder vom Darm zur Blase) ist zunächst meist eine operative Therapie erforderlich.

Bei den perianalen Fisteln hängt die Wahl der Behandlung vom Schweregrad, von der Lokalisation der Fistelbildung und von vorhandenen Komplikationen ab. Kurzfristig geht es bei einem akuten Fistelleiden darum, vorhandene Schmerzen und den Ausfluss zu behandeln. Zudem sollen vor allem Komplikationen wie die Bildung von Abszessen und die Ausweitung der Entzündung auf andere Organe verhindert werden. Langfristige Behandlungsziele sind die Austrocknung, der Verschluss und damit die Heilung der Fistel. Von enormer Bedeutung ist es dabei, die Funktionsfähigkeit der analen Schließmuskeln zu erhalten. Daher ist eine intensive medikamentöse Therapie der Entzündung so wichtig. Die medikamentöse Fisteltherapie basiert daher nicht nur auf der kurzfristigen Gabe von Antibiotika, sondern langfristig vor allem auf einer Gabe von Biologika (vor allem anti-TNF-alpha-Antikörper).

Chirurgisch häufig angewandte Methoden sind z. B. die Abszessdrainage, die Fistelspaltung (Fistulotomie), der Fistelverschluss und die Seton-Einlage. Bei Setons handelt es sich um dünne Silikonfäden oder Gummilaschen, die durch Fisteln hindurchgezogen werden. Diese Drainage der Fistelhöhle verhindert einen vorzeitigen Verschluss der äußeren Öffnung und begrenzt die Abszessbildung, da die Flüssigkeit frei herauslaufen kann. Als Alternative zur operativen Therapie von komplexen perianalen

Fisteln bei Morbus Crohn kommt auch eine mesenchymale Stammzelltherapie in Betracht. Die Stammzellen werden dabei von einem erfahrenen Chirurgen bzw. einer erfahrenen Chirurgin direkt in die Fistelwände gespritzt und können die Entzündung lokal verringern.

MEIN TIPP: **Ein wichtiger Risikofaktor für die Entwicklung von Fisteln ist das Rauchen. In Studien konnte wiederholt gezeigt werden, dass ein Rauchstopp bei Morbus Crohn das Risiko für einen erneuten Schub und die Fistelbildung halbieren kann!**

Schmerztherapie

Mehr als die Hälfte aller Menschen mit CED leidet phasenweise oder langfristig unter Schmerzen. Häufig sind es Bauchschmerzen, aber auch Schmerzen bei der Stuhlentleerung, Gelenkschmerzen, Muskel- und Gliederschmerzen oder Kopfschmerzen können auftreten.

Die wichtigste Schmerztherapie bei CED ist die antientzündliche Therapie des Morbus Crohn bzw. der Colitis ulcerosa. Allerdings können Schmerzen auch unabhängig von der entzündlichen Krankheitsaktivität im Darm auftreten, also auch in schubfreien Phasen. Daher kann auch eine begleitende medikamentöse Schmerztherapie wichtig sein. Besondere Vorsicht ist dabei jedoch bei der Einnahme von Schmerzmitteln aus der Substanzklasse der sogenannten nicht steroidalen Antirheumatika (NSAR oder NSAID) geboten, da diese im Verdacht stehen, bei CED-Patienten und -Patientinnen Schübe auslösen zu können. Konkret gehören dazu Medikamente wie Acetylsalicylsäure (ASS bzw. Aspirin), Diclofenac oder Ibuprofen in Tablettenform. Für den Darm besser verträglich sind Schmerzmittel wie Paracetamol oder Novalgin oder bei stärkeren Schmerzen morphiumähnliche Medikamente wie Tramadol.

Neben einer rein medikamentösen Therapie zählen zu einem schmerztherapeutischen Konzept natürlich auch pflanzliche Stoffe, die durch ihre krampflösende Wirkung ebenfalls schmerzlindernd sein können, z.B. Tees mit Pfefferminze, Kümmel oder Anis, lokale Wärmebehandlung (Wärmflasche) und Entspannungsverfahren. Aus Studien wissen wir, dass neben der entzündlichen Grunderkrankung bei chronisch-entzündlichen Darmerkrankungen unterschiedliche Faktoren Schmerzauslöser bzw. -verstärker sein können. So berichten CED-Patienten und -Patientinnen beispielsweise über eine Zunahme der Schmerzen bei Stress, nach dem Essen oder nach körperlicher Belastung. Bei Frauen kann es auch zu einer zyklusabhängigen Zunahme der Beschwerden kommen. Bei komplexeren Schmerzzuständen empfiehlt sich auch eine Überweisung zu einem spezialisierten Schmerztherapeuten oder einer spezialisierten Schmerztherapeutin.

Betreuung von Kindern mit CED

Auch bei Kindern kann es zur Diagnose Morbus Crohn oder Colitis ulcerosa kommen. Ihre Symptome zeigen Ähnlichkeit mit denen Erwachsener, oftmals fallen Kinder aber auch mit Gewichtsabnahme und Wachstumsverzögerung auf. Die besondere Herausforderung bei Kindern besteht darin, dass diese entzündlichen Erkrankungen in einer Phase des körperlichen und seelischen Wachstums auftreten. Deswegen ist es besonders wichtig, dass die betroffenen Kinder trotz der chronischen Erkrankung (und deren Therapie, wie z.B. mit Steroiden) in dieser sensiblen und nicht nachzuholenden Phase ein normales Größenwachstum und eine normale Pubertätsentwicklung erreichen. Daher ist eine Betreuung in einem spezialisierten CED-Zentrum für Kinder wichtig. Die therapeutischen Konzepte unterscheiden sich teilweise deutlich von der Erwachsenenmedizin, denn nicht alle dort verwendeten Medikamente sind auch an Kindern erprobt und zugelassen. Auch ist beispielsweise bei Morbus Crohn die exklusive enterale Ernährung (EET; siehe S. 152) bei Kindern, anders als bei Erwachsenen, das erste Mittel der Wahl, um einen akuten Schub zu durchbrechen.

Komplementärmedizinische Therapieansätze

Abseits der klassischen Schulmedizin mit medikamentösen und operativen Therapieverfahren sind viele Menschen mit chronisch-entzündlicher Darmerkrankung auf der Suche nach alternativen bzw. komplementären (also ergänzenden) Therapieformen, die ihre Beschwerden bessern und die Entzündung des Darmes lindern können. Zu den bekanntesten Verfahren gehören beispielsweise Naturheilverfahren und Phytotherapie (Pflanzenheilkunde), der Einsatz von Probiotika, die Traditionelle Chinesische Medizin (TCM) und insbesondere die Ernährungstherapie, der aufgrund ihrer Bedeutung nachfolgend noch ein eigenes Kapitel gewidmet wird (siehe S. 135). Zudem zählen auch Entspannungsverfahren wie progressive Muskelentspannung, Yoga oder Meditation zu ganzheitlichen Therapiekonzepten. Viele dieser Verfahren haben bei einzelnen Patienten und Patientinnen gute Wirksamkeit gezeigt, wurden aber nicht in Form von großen klinischen Studien umfassend untersucht, sodass für manche Therapieansätze bislang wenig generelle Therapieempfehlungen abgeleitet werden können bzw. in Leitlinien zu finden sind. Bei der einzelnen Patientin bzw. dem einzelnen Patienten können alternative Therapieverfahren jedoch einen positiven Einfluss auf die Beschwerden und das allgemeine Wohlbefinden haben. Bei leichterem bis mittelschwerem Verlauf kann mithilfe komplementärmedizinischer Verfahren meist eine Verbesserung der Beschwerdesymptomatik (Stuhlfrequenz, Schmerzen und Allgemeinbefinden) erreicht werden, insbesondere auch in Kombination mit Entspannungsverfahren.

Komplementärmedizinische Verfahren sind jedoch kein vollwertiger Ersatz für eine Behandlung mit Immunsuppressiva oder Biologika, wenn die Schwere des Krankheitsverlaufs dies erfordert. Grundsätzlich sollten Sie sich daher mit Ihrem behandelnden Arzt oder Ihrer behandelnden Ärztin beraten und gemeinsam die Chancen und Risiken einer komplementärmedizinischen Behandlung abwägen. Denn die bereits beschriebenen Therapieziele gelten sowohl für schulmedizinische als auch für ganzheitliche Therapieansätze: Es gilt, einen akuten Schub schnell und effektiv zu durchbrechen und eine langfristige Remission mit möglichst wenig Komplikationen und Nebenwirkungen zu erreichen.

Antientzündliche Kraft aus der Natur

Der Begriff **Naturheilverfahren** ist ein Sammelbegriff für eine große Anzahl von verschiedenen Behandlungsmethoden wie z. B. die Phytotherapie (Therapie mit pflanzlichen Stoffen), Kneipp-Anwendungen, Bewegungstherapie und Massage oder auch die Ernährungstherapie. In der Naturheilkunde haben bei CED in den letzten Jahren verschiedene pflanzliche Stoffe mit antientzündlicher Wirkung im Rahmen der Phytotherapie Beachtung gefunden. Zu den bekanntesten antientzündlichen Pflanzeninhaltsstoffen, die zum Teil auch aus der ayurvedischen Medizin kommen, gehören z. B. Weihrauch, Myrrhe und Curcuma, aber auch heimische Pflanzenstoffe und Antioxidantien.

Weihrauch

Weihrauch wird in der indischen Ayurveda-Medizin seit vielen Jahrhunderten bei chronischen Entzündungen eingesetzt. Der Weihrauchbaum wächst entlang des Himalayas sowie im nördlichen und mittleren Indien. Zur Ernte werden die Weihrauchbäume (*Boswellia serrata*) im Stamm und an den Ästen mit einem Messer verletzt. Anschließend wird das ausgetretene Gummiharz abgeschabt. Daraus werden dann die für die pharmakologische Wirkung wichtigen Boswelliasäuren gewonnen.

Bei der Colitis ulcerosa und bei Morbus Crohn geht der Entzündungsprozess im Darm mit einer vermehrten Bildung von entzündungsfördernden Substanzen einher, den sogenannten Leukotrienen. Die im Harz der Weihrauchrinde enthaltenen **Boswelliasäuren** sind Hemmstoffe dieser Leukotriene und besitzen daher entzündungshemmende Eigenschaften, die auch bei CED-Patienten und -Patientinnen in ersten Studien eine vielversprechende Wirkung gezeigt haben.

Die Therapie mit Weihrauchpräparaten erfolgt in Tablettenform und sollte über mindestens drei bis vier Wochen in ausreichender Dosierung durchgeführt werden. Dabei ist zu beachten, dass Weihrauchprodukt nicht gleich Weihrauchprodukt ist, da die Präparate verschiedener Herstellerfirmen unterschiedliche Konzentrationen der wirksamen Boswelliasäuren enthalten können. Bei Erwachsenen wird in den meisten Studien eine Dosierung zwischen 1200 und 2400 Milligramm pro Tag verwendet.

Myrrhe

Ebenso wie Weihrauch gehört auch die Myrrhe zur Pflanzenfamilie der Weihrauchbaumgewächse und zeigt einen positiven Effekt auf chronisch-entzündliche Prozesse. Nicht umsonst war die Myrrhe auch die Arzneipflanze des Jahres 2021! Studien konnten zeigen, dass Myrrhe nicht nur antientzündlich und krampflösend wirkt, sondern auch hilfreich für die Regeneration der Darmbarriere ist. Myrrhe hemmt (in der untersuchten Kombination mit Kaffeekohle und Kamille) die Freisetzung von Entzündungsbotenstoffen aus Darm- und Immunzellen und wirkt dadurch Entzündungsprozessen im Darm entgegen. Myrrhe und Kaffeekohle steigern außerdem die schützende Wirkung der Darmbarriere. Der Effekt war im Labormodell vergleichbar mit dem der Referenzsubstanz Budesonid (also einem Kortisonpräparat). In klinischen Studien war bei Personen mit Colitis ulcerosa eine Kombination der pflanzlichen Arzneimittel Myrrhe, Kaffeekohle und Kamille in Tablettenform genauso wirksam und verträglich in der Remissionserhaltung wie Mesalazin und wurde daher auch in die Empfehlung der Leitlinien aufgenommen.

MEIN TIPP: **Bei Menschen, die zur Verstopfung neigen, empfiehlt es sich, wegen der in Myrrhe-Kombinationspräparaten enthaltenen Kaffeekohle mit einer niedrigen Dosierung anzufangen.**

Curcuma

Ähnliche antientzündliche Eigenschaften wie bei Weihrauch und Myrrhe werden auch der **Gelbwurz** (Curcuma) zugesprochen. Curcuma ist nicht nur ein beliebtes Gewürz der asiatischen Küche, sondern in erster Linie ein wirksamer Pflanzeninhaltsstoff, der seit Jahrhunderten in der traditionellen indischen und chinesischen Medizin eingesetzt wird. Pharmakologisch wirksame Bestandteile der Gelbwurz sind die sogenannten Curcuminoide, zu denen auch das **Curcumin** zählt. In zahlreichen Grundlagenstudien im Labor konnte für Curcumin eine starke entzündungshemmende, schmerzlindernde und antioxidative Eigenschaft nachgewiesen werden. Die besten klinischen Ergebnisse bei CED wurden bisher bei Menschen mit leichter bis mittelschwerer Colitis ulcerosa erzielt, die Curcumin als Ergänzung zu einer schulmedizinischen Therapie einnahmen. Die Europäische Crohn's and Colitis Organization (ECCO) empfiehlt daher beispielsweise den Einsatz bei Colitis ulcerosa in Kombination mit Mesalazin.

Ganz wichtig beim Thema Gelbwurz ist dabei: Das in der Küche verwendete Gewürz Curcuma ist nicht das Gleiche wie der in den Studien verwendete Wirkstoff Curcumin (Curcuma enthält ca. fünf Prozent Curcumin). Curcumin ist zudem sehr schlecht wasserlöslich, wird im Darm schlecht resorbiert und schnell verstoffwechselt. Das bedeutet zum einen, dass die gewünschten antientzündlichen Effekte nicht einfach über mehr Gelbwurz im Kochtopf erreicht werden, sondern dass man dazu Curcumintabletten braucht. Empfohlen wird dabei eine Dosierung von zwei bis drei Gramm Curcumin täglich. Zum anderen müssen diese Tabletten so hergestellt sein, dass durch Zugabe von Piperin oder Einsatz der Mizellentechnologie das Curcumin auch wirklich über die Darmwand aufgenommen werden kann.

Wie alle pflanzlichen Stoffe kann auch Curcumin Nebenwirkungen haben. Besondere Vorsicht gilt in Schwangerschaft und Stillzeit, ebenso aber auch für Personen mit Gallensteinen oder Gallengangserkrankungen. Zudem kann es auch zu Wechselwirkungen mit anderen Medikamenten und zur Beeinflussung der Blutgerinnung kommen.

Anthocyane

Eine weitere interessante Substanzklasse in der Pflanzenheilkunde (Phytotherapie) sind die sogenannten Anthocyane. Anthocyane sind sekundäre Pflanzeninhaltsstoffe (Bioflavonoide), die in vielen Früchten, in Gemüse und Blüten enthalten sind und dort deren typische rote, blaue oder violette Färbung bewirken. Insbesondere Beeren (z. B. Heidelbeeren), Rotwein, Blatt- und Wurzelgemüse sowie bestimmte Vollkornprodukte enthalten eine hohe Konzentration an Anthocyanen, denen eine stark gesundheitsfördernde Wirkung zugeschrieben wird. Insbesondere wirken diese pflanzlichen Stoffe stark antientzündlich, indem sie entzündungsfördernde Signalwege in den Abwehrzellen hemmen. So konnte in Experimenten gezeigt werden, dass ein Anthocyan enthaltender Heidelbeerextrakt in der Lage ist, die entzündungsfördernde Wirkung der Zytokine TNF-alpha und Interferon-gamma in menschlichen Immunzellen abzuschwächen und in Mausmodellen eine Darmentzündung zu lindern. Dieser in der Natur vorkommende Wirkmechanismus ist für die Phytotherapie von CED-Patienten und -Patientinnen daher sehr interessant. Erste kleine Pilotstudien an Personen mit leichter bis mittelgradiger Colitis ulcerosa konnten durch die Einnahme eines standardisierten Heidelbeerextrakts eine Verbesserung der klinischen Symptomatik zeigen.

MEIN TIPP: **Wichtig: In den Studien werden hochkonzentrierte Extrakte und keine Heidelbeeren aus dem Supermarkt verwendet. Wer den Effekt der Anthocyane so hochdosiert nutzen möchte, sollte daher nicht nur auf seine Ernährung achten, sondern auch auf Beerenpräparate aus getrockneten Früchten oder auf konzentrierten Saft zurückgreifen.**

Flohsamenschalen

In den deutschen S3-Leitlinien für den Remissionserhalt der Colitis ulcerosa werden auch die Schalen des Indischen Flohsamens (*Plantago ovata*) empfohlen. Die Wirkung von Flohsamenschalen bei chronisch-entzündlichen Darmerkrankungen beruht dabei auf zwei Mechanismen:

- Zum einen sind Flohsamen in feinvermahlener Form ein wirksamer Quellstoff und binden das Vierzigfache des eigenen Volumens an Wasser. Das führt zu einer Vergrößerung des Darminhalts, löst den Reflex der Darmentleerung aus und sorgt damit für eine gute Peristaltik im Darm.
- Zum anderen haben Flohsamen als präbiotisches Bakterienfutter einen positiven Effekt auf das Darmmikrobiom. Die Flohsamen werden im Dünndarm von Bakterien durch Fermentierung (also Gärungsprozesse) zerlegt. Dabei entstehen wichtige kurzkettige Fettsäuren wie Butyrat und Acetat, die eine antientzündliche Wirkung auf die Darmschleimhaut und das Darmimmunsystem ausüben. Flohsamenschalen können daher, wie in Studien gezeigt, die Remissionserhaltung bei Colitis ulcerosa ähnlich gut unterstützen wie die Standardmedikation Mesalazin.

MEIN TIPP: **Wichtig bei der Einnahme von Flohsamenschalen ist die gleichzeitige Zufuhr von ausreichend Flüssigkeit, da sonst der gewünschte quellende Effekt nicht eintritt und es zu einem unangenehmen Völlegefühl kommt. Eine gute Alternative zu Flohsamenschalen sind übrigens aus dem Bereich der präbiotisch wirksamen Quellstoffe auch die Akazienfasern, die insbesondere von Menschen, die zu Blähungen neigen, oft besser vertragen werden.**

Lecithin

Eine weitere interessante Substanz ist das Lecithin. Es enthält das körpereigene Spezialfett **Phosphatidylcholin**, das ein wichtiger Bestandteil der Darmschleimhaut ist und gemeinsam mit anderen Phospholipiden eine schützende Barriere gegen das Eindringen von Bakterien bildet. Studien konnten zeigen, dass Personen mit Colitis ulcerosa deutlich weniger schützendes Lecithin in der Darmschleimhaut haben als gesunde Testpersonen. In klinischen Studien wurde daher versucht, durch die Gabe von Lecithin diesen Mangel im Dickdarm auszugleichen. Viele der so Behandelten konnten durch die Einnahme von Lecithin eine Verbesserung ihrer Symptome erreichen. Auch wenn kontrollierte größere Studien fehlen, kann das in Tablettenform oder als Granulat erhältliche Phosphatidylcholin eine hilfreiche Ergänzung für Colitis-ulcerosa-Patienten und -Patientinnen darstellen.

Weitere Pflanzenwirkstoffe

In der klassischen Phytotherapie gibt es natürlich noch eine ganze Reihe anderer Pflanzenwirkstoffe, die bei den unterschiedlichen Symptomen einer chronisch-entzündlichen Darmerkrankung unterstützend Linderung verschaffen können. Kamille, Fenchel, Anis, Pfefferminz und Kümmel können beispielsweise hilfreich bei Blähungen sein, z. B. als Teezubereitung oder auch als Öl zur Bauchmassage. Bei Fissuren und Entzündungen im äußeren Analbereich können Sitzbäder mit Kamille oder Eichenrinde schmerzlindernd sein und die Wundheilung fördern. Auch z. B. die Süßholzwurzel oder die Blutwurz mit ihrem hohen Gehalt an Gerbstoffen haben sich bei entzündlichen Darmerkrankungen in Form von Tee oder auch Trockenextrakten bewährt.

Extra: Cannabis – Hasch auf Rezept?

Nicht erst seit der Legalisierungsdebatte steht auch die medizinische Verwendung von Cannabis wieder im Fokus. *Cannabis sattiva* ist der lateinische Name für die Hanfpflanze, deren getrocknete Blüten und Blätter sowie auch Bestandteile des Harzes seit über 5000 Jahren nicht nur zu Rauschzwecken, sondern auch als medizinische Therapie eingesetzt werden – auch in der Behandlung von Magen-Darm-Erkrankungen wie CED.

Cannabis sattiva hat nach derzeitigem Wissensstand über 500 Inhaltsstoffe. Davon sind 441 Nichtcannabinoide und 144 Cannabinoide bekannt. Für die Wirkung von Cannabisarzneimitteln sind vor allem die beiden bekanntesten Cannabinoide Tetrahydrocannabinol (THC) und Cannabidiol (CBD) verantwortlich, die in ihrer Wirkung jedoch sehr verschieden sind:

- **Tetrahydrocannabinol:** THC wirkt vor allem schmerzlindernd und muskelentspannend und ist zudem der Bestandteil von Cannabis, der auch für die berauschende Wirkung verantwortlich ist. So findet THC daher beispielsweise in der Behandlung von chronischen Schmerzen Anwendung.
- **Cannabidiol:** CBD dagegen wirkt stärker entzündungshemmend, immunmodulatorisch und angstlösend und dafür weniger schmerzlindernd als THC. Im Gegensatz zu THC ist CBD nicht psychoaktiv und wirkt somit nicht berauschend.

Seit März 2017 können Cannabis enthaltende Arzneimittel in Deutschland für die symptomatische Therapie verschiedener Erkrankungen verschrieben werden. Dies ist nach § 31 Abs. 6 SGB V für jede Indikation gestattet, wenn die Erkrankung »schwerwiegend« ist und andere Therapieoptionen nicht verfügbar oder nach Ermessen des bzw. der Behandelnden nicht durchführbar sind. Trotz der grundsätzlich vorhandenen schmerzlindernden und antientzündlichen Wirkung ist die Datenlage zur Verwendung von medizinischem Cannabis in der Therapie von chronisch-entzündlichen Darmerkrankungen aktuell noch nicht klar und überzeugend genug, als dass man daraus eine allgemeine und sichere Therapieempfehlung ableiten oder eine Selbstmedikation empfehlen könnte. Zudem hat auch diese Therapieoption mögliche Nebenwirkungen. Daher gibt es derzeit auch keine Empfehlung für Cannabis in den nationalen und internationalen Leitlinien.

Klar ist jedoch auch, dass die Dunkelziffer des Cannabiskonsums bei CED-Patientinnen und -Patienten in der Realität hoch sein dürfte. Daten aus Studien legen nahe, dass sich je nach geografischer Region bis zu fünf bis zwanzig Prozent der Personen mit CED mit Cannabis selbst therapieren, um von der schmerzlindernden und schlaffördernden Wirkung zu profitieren sowie weniger unter Übelkeit, Appetitlosigkeit und Durchfall zu leiden.

MEIN TIPP: **Wer die potenziell positive Wirkung von medizinischem Cannabis auf die Symptome und Schmerzen bei CED ausprobieren möchte, sollte dies nicht in Eigenexperimenten tun, sondern sich einen auf diesem Gebiet erfahrenen ärztlichen Schmerztherapeuten suchen.**

Mikrobiomtherapie

Bei der Entstehung der CED-Erkrankungen spielen eine veränderte Zusammensetzung des Darmmikrobioms und eine durchlässige Darmbarriere eine wichtige Rolle. Das Wissen um die immunologischen Vorgänge und die Rolle des Mikrobioms bei Morbus Crohn und Colitis ulcerosa nimmt stetig zu. Deshalb werden mehr und mehr Studien durchgeführt, die sich mit einer möglichen Therapie des Darmmikrobioms beschäftigen. Viele dieser Studien liefern faszinierende Einblicke in die Wirkweise von einzelnen Bakterienstämmen und Hefen, aber auch in die komplexen Stoffwechselprozesse im Bereich der Darmbarriere, die eng mit unserer Ernährung in Zusammenhang stehen. In der medizinischen Forschung stehen wir damit am Beginn einer neuen Ära, in der eine gezielte Beeinflussung des Darmmikrobioms bei vielen Erkrankungen zukünftig ein neuer Therapieansatz sein wird, z. B. auch bei neurologischen Erkrankungen wie Multipler Sklerose, aber auch bei Diabetes oder Adipositas.

Schon heute haben wir in Bezug auf die CED-Erkrankungen wichtige Hinweise darauf, welche Bakterien und Ernährungsbestandteile für eine stabile immunologische Abwehrlage im Darm wichtig sein können. In den letzten Jahren wurde in der Grundlagenforschung, aber auch in ersten klinischen Studien gezeigt, dass Prä- und Probiotika in der Lage sind, auf verschiedenen Wegen die Entzündungsaktivität bei CED zu beeinflussen.

Dabei ist nicht jeder Bakterienstamm eine Wunderwaffe, und nicht jeder probiotische Joghurt wird einen Schub verhindern. Zudem gibt es deutliche Unterschiede in der Auswahl der Stämme, der Menge der enthaltenen Bakterien und den Wirkweisen. Auch gilt es, mögliche Nebenwirkungen zu beachten: Gerade bei stark Immunsupprimierten kann eine Gabe von lebenden Mikroorganismen auch Nebenwirkungen haben und daher kontraindiziert sein, darf also bei ihnen nicht angewendet werden. Gezielt und ergänzend eingesetzt, können wir jedoch mit Prä- und Probiotika die CED-Therapie in vielen Fällen gut unterstützen.

Übersicht über die verschiedenen Ansatzpunkte einer Mikrobiomtherapie bei chronisch-entzündlichen Darmerkrankungen

Therapieansätze	Beschreibung	Beispiele
Präbiotika	unverdauliche Nahrungsbestandteile (meistens Ballaststoffe), die dem Mikrobiom als Futter dienen	• Flohsamenschalen • Fructooligosaccharide • Inulin • Akazienfasern • resistente Stärke
Probiotika	lebende Mikroorganismen	• Lactobacillus • Bifidobakterium • Saccharomyces boulardii • nicht pathogene *Escherichia coli* (z. B. *Escherichia coli Nissle* 1917) • Multispezies-Probiotika
Synbiotika	Kombination aus Präbiotika und Probiotika	
fäkale Mikrobiomtransplantation (FMT, Stuhltransplantation)		• gesunde Spender • orale FMT-Präparate

Präbiotika

Präbiotika sind **unverdauliche Kohlenhydrate** wie Inulin oder Oligofructose, die in oberen Darmabschnitten schlecht aufgespalten und verdaut werden können und damit relativ unverändert in den Dickdarm gelangen. Da dort die meisten Darmbakterien sitzen und auf Futter warten, sind Präbiotika eine willkommene und essenzielle Nahrungsquelle für wichtige und gesundheitsfördernde Darmkeime. Bei der Verdauung von Präbiotika durch Darmmikroben (Fermentation) entstehen zudem gesundheitsfördernde Substanzen wie z. B. die kurzkettigen Fettsäuren (siehe S. 27), die wichtig für das Immunsystem und die Darmschleim-

Wirkung
• im Darm Abbau durch die Bakterien zu kurzkettigen Fettsäuren (z. B. Butyrat), die antientzündlich wirken und die Darmbarriere stärken • Beeinflussung des Mikrobioms und Wachstum von gesundheitsfördernden Bakterien
• Stärkung der Darmbarriere • Vergrößerung der Artenvielfalt • Regulierung der Immunantwort • Produktion von Abwehrstoffen, die das Wachstumsmuster potenziell krankmachender Erreger hemmen
• Optimierung der Wirkung durch synergistische Effekte • spezielle Auswahl der Präbiotika, um die Wachstumschancen bestimmter Bakterien zu erhöhen
• Ersetzen eines krankmachenden Darmmikrobioms durch ein Mikrobiom aus Gesunden • bisher in Leitlinien nur bei *Clostridium-difficile*-Infektionen empfohlen • bei Colitis ulcerosa in Studien untersucht

haut sind. Auch sorgt diese Form der Verdauung für einen stabilen, leicht sauren pH-Wert im Darm, der das Wachstum krankmachender Bakterien erschwert.

Zu den Nahrungsmitteln, die viele präbiotische Stoffe enthalten, gehören beispielsweise Schwarzwurzeln, Topinambur, Bananen oder Salatsorten wie Chicorée (siehe S. 165). Präbiotika können aber auch als Zusatzstoffe eingenommen werden, z. B. in Form von Flohsamenschalen, Akazienfasern oder Inulin. Da manche Menschen mit Blähungen auf die Präbiotikagabe reagieren, empfiehlt es sich, mit kleinen Dosierungen anzufangen.

Probiotika

Probiotika sind spezielle lebende und nützliche Mikroorganismen, also Bakterien, Pilze und Hefen, die natürlicherweise in Nahrungsmitteln (z.B. Sauerkraut und anderen fermentierten Nahrungsmitteln wie Kefir), als Zugabe in Lebensmitteln (z.B. im sogenannten probiotischen Joghurt) oder in hochkonzentrierter Form in Nahrungsergänzungsmitteln in Kapsel- oder Pulverform zu finden sind. Zu den bekanntesten Vertretern gehören z.B. Milchsäurebakterien wie Laktobazillen oder Bifidobakterien, die beispielsweise in Naturjoghurt oder fermentiertem Gemüse vorkommen. Enthalten Probiotikapräparate auch präbiotische Stoffe, so wird dieses Produkt als **Synbiotika** bezeichnet.

Neben probiotischen bzw. fermentierten Nahrungsmitteln im Allgemeinen (siehe S. 165) können bei chronisch-entzündlichen Darmerkrankungen auch einzelne Bakterienstämme und medizinische Hefen bzw. Bakterienkombinationen (sogenannte **Multispezies-Probiotika**, die mehrere verschiedene Stämme enthalten) zur Anwendung kommen. Leider liegen nur für wenige Präparate klinisch kontrollierte große Studien vor. Viele Beobachtungen stammen aus kleineren Studien, die sich miteinander aufgrund unterschiedlicher Versuchsbedingungen und Patientenauswahl nicht gut vergleichen lassen. In der Praxis derzeit häufig verwendete Probiotika sind Bifidobakterien, Laktobazillen, *Escherichia coli Nissle*, *Saccharomyces boulardii* sowie VSL#3.

Laktobazillen und Bifidobakterien

Laktobazillen und Bifidobakterien kommen natürlicherweise in Milchprodukten und fermentierten Nahrungsmitteln vor. Sie sind in den meisten Multispezies-Probiotika enthalten und weisen die Darmbarriere schützende Effekte und eine positive immunregulatorische Wirkung auf. Viele der heute auf dem Markt erhältlichen Multispezies-Probiotika enthalten verschiedene Stämme an Laktobazillen und Bifidobakterien in hohen Konzentrationen. Dabei gibt es viele verschiedene Stämme dieser Bakterien, die sich auch in ihrer immunologischen Effektivität unterscheiden.

Escherichia coli Nissle 1917

Der am längsten als wirksam anerkannte und getestete Bakterienstamm bei Colitis ulcerosa ist *Escherichia coli Nissle 1917. Escherichia coli* (kurz: *E. coli*) ist ein Darmbakterium, benannt nach seinem Entdecker Theodor Escherich. Im Jahr 1917 gelang es dem Wissenschaftler Alfred Nissle, einen besonders wirksamen *Escherichia-coli*-Stamm zu isolieren, der dann zur Namensgebung führte. Für *Escherichia coli Nissle* gibt es eine gute Studienlage zur Anwendung bei Menschen mit leichter und mittelschwerer Colitis ulcerosa. Bei ihnen kann die Anwendung dieses Bakterienstamms eine Remission erreichen und erhalten, und zwar vergleichbar gut wie Mesalazin. *Escherichia coli Nissle 1917* wird daher auch in den Leitlinien empfohlen und von den meisten Krankenkassen in der CED-Therapie auch erstattet.

VSL#3

VSL#3 ist ein Gemisch aus vier Stämmen Laktobazillen, drei Stämmen Bifidobakterien und dem Stamm *Streptococcus thermophilus*, der bei der Colitis ulcerosa und insbesondere bei der Pouchitis (siehe S. 101) untersucht wurde. Wir wissen heute, dass das Risiko für eine Pouch-Entzündung (Pouchitis) nach Operation insbesondere durch Veränderungen in der Bakterienzusammensetzung des Pouches verursacht wird. Daher ist eine wesentliche Standardtherapie bei einer solchen Entzündung auch die Gabe von Antibiotika. Viele Betroffene haben jedoch immer wiederkehrende oder chronisch anhaltende Entzündungen, die die Therapie schwierig machen. Daher wurde in Studien auch der Effekt einer gezielten Veränderung des Mikrobioms untersucht. Dabei traten insbesondere bei dem Bakteriengemisch VSL#3 positive Effekte auf: Bei Personen mit einem Pouch konnte gezeigt werden, dass die regelmäßige vorbeugende Gabe von VSL#3 im ersten Jahr nach der Operation das Risiko für eine Pouchitis reduzieren kann. Auch bei Personen, die aufgrund einer immer wiederkehrenden Pouchitis bereits Antibiotika zur Therapie bekommen haben, kann die zusätzliche Gabe dieses Bakterienstamms helfen, die Remission zu erhalten.

MEIN TIPP: Für Menschen mit einem Pouch ist nicht nur eine ballaststoffreiche gesunde, präbiotische Ernährung wichtig. Auch eine gezielte prophylaktische Gabe von bestimmten Bakterienstämmen kann helfen, das Risiko einer Entzündung zu minimieren. Bei Personen mit einer leichten bis mittelgradigen Colitis ulcerosa zeigte eine zusätzliche Gabe des Stammes VSL#3 zur Standardtherapie zudem positive Effekte auf den Remissionserhalt.

Saccharomyces boulardii

Die medizinische Hefe *Saccharomyces boulardii* wird in der Medizin primär zur Behandlung akuter Durchfälle eingesetzt, z. B. bei einer Antibiotikagabe oder auf Reisen. Aufgrund des positiven Effekts auf Durchfallerkrankungen wurden auch erste Studien zur Therapie der CED-Erkrankungen durchgeführt. Bei Erwachsenen mit Morbus Crohn wurden *Saccharomyces boulardii* und Mesalazin z. B. als Kombination im Vergleich mit Mesalazin allein untersucht. So konnte das Risiko für einen erneuten Schub signifikant reduziert werden. Jedoch ist die Datenlage bei CED noch klein, und insbesondere bei Immunsupprimierten ist Vorsicht geboten.

Eine relativ neue Entwicklung sind Postbiotika. Sie bestehen aus nicht lebenden Mikroorganismen und deren gesundheitsfördernden Stoffwechselprodukten, die zunehmend auch in Studien untersucht werden. Therapeutisch bedeutsam ist vor allem die direkte Gabe von kurzkettigen Fettsäuren wie Propionat und Butyrat, die unter anderem die Darmbarriere und die Abwehrkräfte stärken.

Fäkaler Mikrobiomtransfer

Auf der Suche nach Therapieformen, die direkten Einfluss auf die Zusammensetzung des Darmmikrobioms haben, ist in den letzten Jahren auch der fäkale Mikrobiomtransfer (FMT; umgangssprachlich auch Stuhltransplantation genannt) in den Fokus der Forschung und der Medien gerückt. Die Idee dahinter ist spannend: Von einem gesunden Spender oder einer gesunden Spenderin wird Stuhl bzw. das darin enthaltene Darmmikrobiom auf eine erkrankte

Empfängerin oder einen erkrankten Empfänger übertragen. Bei diesen soll sich – so die Hoffnung – das übertragene gesunde Mikrobiom im Darm ansiedeln und somit einen Therapieerfolg erzielen. Der fäkale Mikrobiomtransfer wird mittlerweile erfolgreich in der Therapie der *Clostridium-difficile*-Infektion des Darmes angewandt, die oftmals durch eine Antibiotikagabe ausgelöst wird. Er bewirkt, dass die krankmachenden *Clostridium-difficile*-Keime sich nicht mehr durchsetzen und krank machen können.

Wenn man sich die Bedeutung des Mikrobioms für die Krankheitsentstehung bei CED vor Augen führt, ist dieser Therapieansatz theoretisch natürlich auch sehr spannend für die Behandlung von Morbus Crohn und Colitis ulcerosa. Insgesamt ist dabei die Erfolgsrate bislang aber leider nicht ganz so eindrucksvoll wie bei den *Clostridium-difficile*-Infektionen. Stand heute zeigen die wenigen vorhandenen Studien einen gewissen Effekt der fäkalen Mikrobiomtherapie insbesondere bei Menschen mit Colitis ulcerosa. Jedoch ist die Zahl der Behandelten noch klein, und es liegen keine Langzeitdaten vor. Trotzdem ist diese in der Entwicklung befindliche Methode sehr spannend, wird aktuell auch in Studien zu CED untersucht und hat in Zukunft sicherlich auch bei chronisch-entzündlichen Darmerkrankungen Potenzial.

Ein fäkaler Mikrobiomtransfer ist Stand heute aber kein harmloser Eingriff, und es bestehen aus gutem Grund gesetzliche Regelungen dafür. In Deutschland wird er als Gabe eines Arzneimittels verstanden. Er unterliegt somit mit Ausnahme von individuellen Heilversuchen dem Arzneimittelgesetz. Grundsätzlich besteht beim fäkalen Mikrobiomtransfer ein **Infektionsrisiko**, d. h., das Spendermikrobiom muss im Rahmen eines standardisierten Spenderscreenings gründlich geprüft werden. In Studien wurde zudem auch von Nebenwirkungen wie überschießenden Immunreaktionen berichtet. Das Bundesinstitut für Arzneimittel und Medizinprodukte hat daher umfangreiche Sicherheitsanforderungen an die Testung potenzieller Stuhlspender veröffentlicht, die in der SARS-CoV-2-Pandemie nochmals verschärft wurden. Idealerweise werden geprüfte Stuhlspenden aus sogenannten Stuhlbanken verwendet.

Traditionelle Chinesische Medizin

Unter Traditioneller Chinesischer Medizin (TCM) versteht man eine Form von Heilkunde, die sich in China seit mehr als 3000 Jahren entwickelt hat und heute weltweit angewandt wird. Zu den Therapieverfahren der TCM, den sogenannten fünf Säulen, gehören die Akupunktur, die Moxibustation, die Arzneitherapie mit Substanzen pflanzlichen, mineralischen und tierischen Ursprungs, diätetische Verfahren, die Massagetechnik Tuina sowie Bewegungsübungen wie z. B. Qigong. Auch wenn die Traditionelle Chinesische Medizin das Krankheitsbild der chronisch-entzündlichen Darmerkrankungen so nicht verwendet, sondern bildlich Fülle/Leere-Zustände und Störungen in den Meridiansystemen beschreibt, lassen sich interessante Ansatzpunkte finden.

Akupunktur und Moxibustation

Bei der **Akupunktur** werden dünne Nadeln in spezifische Akupunkturpunkte auf der Haut gestochen, die sich auf den sogenannten Meridianen (Energieleitbahnen) befinden. Durch das Nadeln spezifischer Akupunkturpunkte wird der Organismus gezielt stimuliert und dazu angeregt, sich selbst wieder ins Gleichgewicht zu bringen und die körpereigene Lebenskraft, das Qi, zu regulieren. Bei der **Moxibustation** werden Akupunkturpunkte durch die Verbrennung von pflanzlichen Substanzen zusätzlich erwärmt. Akupunktur und Moxibustation können bei Schmerzzuständen für CED-Patienten und -Patientinnen hilfreich sein. Für eine antientzündliche Wirkung liegen bislang jedoch keine Studiendaten vor.

Chinesische Arzneitherapie

Die chinesische Arzneitherapie besteht aus der Verordnung von Rezepturen aus Pflanzen, mineralischen Naturstoffen oder tierischen Bestandteilen. In den chinesischen Arzneibüchern werden einige tausend Einzelmittel beschrieben, die ein umfangreiches Wissen der bzw. des Behandelnden über Nutzen und Nebenwirkungen dieser Stoffe voraussetzen. Die chinesische Arzneitherapie eignet sich deshalb nicht für die Selbstbehandlung. Die häufigsten Zubereitungsformen der chinesischen Arzneien sind teeähnliche Abkochungen von individuell zusammengestellten Rezepturen.

Massage und Bewegungsübungen

Die **Massagetechnik Tuina** ist eine der ältesten manuellen Therapien, die ebenfalls die Leitbahnen (Meridiane) und die Akupunkturpunkte stimuliert. Dadurch wird, ähnlich wie bei der Akupunktur, der gesamte Körper mit seinen Energiebahnen beeinflusst, um das Gleichgewicht und die Lebensenergie wiederherzustellen. Die **Bewegungsübungen Qigong und Tai-Chi** sollen durch langsame Bewegungen eine bewusste Verbindung von Bewegung, Atmung und Entspannung herstellen. Oftmals kann man diese Bewegungsübungen auch in Sportvereinen oder bei der Volkshochschule erlernen. Gerade bei Menschen mit chronischen Erkrankungen können solche Entspannungsverfahren die Krankheitsbewältigung positiv unterstützen (siehe S. 128).

Unterstützung für die Seele

Noch vor dreißig Jahren herrschte in Fachkreisen teilweise die Auffassung vor, dass Morbus Crohn und insbesondere Colitis ulcerosa durch psychische Faktoren ausgelöst werden können und es sich bei chronisch-entzündlichen Darmerkrankungen meist um psychosomatische Erkrankungen handele. Die Forschungsergebnisse aus dem Bereich der Immunabwehr des Darmes sowie der Genetik haben in diesem Zusammenhang in den letzten Jahren glücklicherweise vieles ins rechte Licht gerückt. Morbus Crohn und Colitis ulcerosa werden inzwischen als hochkomplexe entzündliche Erkrankungen und nicht mehr als psychosomatische Erkrankungen definiert.

Aber: Wir wissen nicht erst seit der intensiveren Beschäftigung mit der Darm-Hirn-Achse (siehe S. 128), dass bei chronisch-entzündlichen Darmerkrankungen enge Wechselwirkungen zwischen Psyche und körperlichem Wohlbefinden bestehen. So können psychische Anspannung und Stress den Krankheitsverlauf negativ beeinflussen. Umgekehrt führt die Erkrankung selbst aufgrund der körperlichen Symptome häufiger zu seelischen Belastungen. CED-Patienten und -Patientinnen haben aufgrund ihrer chronischen Erkrankung und der damit einhergehenden Einschränkungen insgesamt ein höheres Risiko, psychische Begleiterkrankungen wie eine Depression oder Angststörungen zu entwickeln. Schätzungen gehen davon aus, dass etwa fünf bis zwanzig Prozent aller Personen mit CED im Laufe ihrer Erkrankung depressive Verstimmungen haben. Etwa fünf bis zehn Prozent der Personen mit Morbus Crohn und Colitis ulcerosa sind wegen seelischer Probleme in psychotherapeutischer Behandlung. Im Vordergrund stehen dabei:

- Schamgefühle, wenn aufgrund eines akuten Schubes plötzlicher Durchfall nicht beherrscht werden kann,
- Ängste vor dem weiteren Verlauf der Erkrankung und ihrer Therapie,
- Sorgen um den Arbeitsplatz oder die Beziehung sowie
- ein zunehmender Rückzug aus dem Sozial- und Alltagsleben, weil die körperliche Kraft fehlt oder das Vorhandensein von öffentlichen Toiletten das Leben außerhalb der eigenen Wohnung bestimmt.

Diese seelischen Belastungen bedeuten Stress für den betroffenen Menschen und führen oftmals auch zu beruflichen und privaten Problemen. Gleichzeitig wissen wir, dass psychosoziale Probleme, seelischer Stress oder belastende Lebensereignisse einen Krankheitsschub mitauslösen bzw. auch verstärken können. Die Psyche oder besser gesagt die seelische Gesundheit ist also für CED-Patienten und -Patientinnen von großer Bedeutung und verdient genauso viel Aufmerksamkeit wie die körperlichen Beschwerden.

Die Auseinandersetzung mit der Diagnose einer chronischen Erkrankung wie Morbus Crohn und Colitis ulcerosa ist ein Prozess, der sowohl auf gedanklicher als auch auf emotionaler Ebene viele Monate und Jahre in Anspruch nehmen kann. Der eigene Körper erfährt durch die chronische Darmentzündung Veränderungen, die das Wohlbefinden und auch die eigene Wahrnehmung unserer Person verändern. Das emotionale Gleichgewicht ist aus den Fugen, und manchmal kostet es viel Kraft, über den Sorgen und Ängsten um die eigene Gesundheit eine positive und optimistische Lebenseinstellung zu behalten.

Studien zeigen, dass die Einstellung zur Krankheit und die Art der **Krankheitsbewältigung** maßgeblichen Einfluss auf den Verlauf einer chronisch-entzündlichen Darmerkrankung und die Lebensqualität der Betroffenen haben. Der erste Schritt zur Hilfe ist der offene Umgang mit der Tatsache, dass auch die Seele unter der CED leidet. Sprechen Sie mit vertrauten Personen aus Ihrem Familien- und Freundeskreis und suchen Sie das Gespräch mit Ihrem behandelnden Arzt bzw. Ihrer behandelnden Ärztin – psychische Symptome sind wichtige Symptome, die manchmal auch eine kompetente psychologische oder psychotherapeutische Begleitung erfordern. Insbesondere Menschen mit Depressionen und vielen Ängsten, mit Schwierigkeiten bei der Krankheitsbewältigung und einer verminderten Lebensqualität können von einer begleitenden Psychotherapie profitieren. Dabei können verschiedene Therapieformen wie beispielsweise psychotherapeutische Einzeltherapie, Verhaltenstherapie oder auch Kunst- oder Musiktherapie zum Einsatz kommen.

MEIN TIPP: **Neben der professionellen Hilfe gibt es natürlich auch viele Möglichkeiten, wie Sie selbst etwas für Ihre psychische Gesundheit tun können. Dazu gehören beispielsweise eine aktive Teilnahme am Sozialleben mit einem guten Netzwerk aus Freundeskreis und Familie, der Austausch in einer Selbsthilfegruppe mit anderen Betroffenen, eine abwechslungsreiche und positive Freizeitgestaltung, körperliche Betätigung und Entspannungsverfahren. Einer der wichtigsten Aspekte ist der positive Umgang mit sich selbst und mit der Krankheit – also auch die Akzeptanz, chronisch erkrankt zu sein.**

Die Idee der **Mind-Body-Medizin** (engl.: mind = Geist/Bewusstsein; body = Körper) kommt ursprünglich aus dem Gebiet der Stressforschung in den USA und basiert auf der Vorstellung, dass Körper, Psyche, Geist und Verhalten sich wechselseitig stark beeinflussen. Die Mind-Body-Medizin (MBM) geht davon aus, dass Emotionen, Gedanken, soziale und spirituelle Aspekte sowie verhaltensgesteuerte Faktoren direkten Einfluss auf die Gesundheit eines Menschen ausüben und auch therapeutisch genutzt werden können. Im Gegensatz zur traditionellen Schulmedizin, die ihren Blick vor allem auf die Krankheit bzw. krankmachende Faktoren (sogenannte pathogenetische Faktoren) richtet, versucht die Mind-Body-Medizin bewusst, Faktoren, die die Gesundheit stärken und bewahren, in den Mittelpunkt zu stellen (sogenannte salutogenetische Faktoren). Aus Sicht der Mind-Body-Medizin stehen bei einer Person mit chronisch-entzündlicher Darmerkrankung nicht primär der entzündete Darmabschnitt und die medikamentöse Therapie im Vordergrund. Vielmehr geht es darum, die vorhandenen gesunden emotionalen, kognitiven und körperlichen Funktionen der Person so zu stärken, dass sie bewusst und aktiv selbst zum Genesungsprozess beitragen kann. Zur Stärkung eines gesundheitsfördernden Lebensstils im Alltag stehen Themen wie der Umgang mit Stress, Entspannung und Achtsamkeit, soziale Unterstützung und Sinngebung in Kombination mit Bewegungs- und Ernährungsprogrammen im Vordergrund.

Studien belegen die Wirksamkeit der Mind-Body-Medizin bei Menschen mit CED. Daher empfehlen auch die Leitlinien der deutschen und europäischen Fachgesellschaften die Anwendung in Ergänzung zur medikamentösen oder operativen Behandlung.

Zur Mind-Body-Medizin gehören neben verhaltenstherapeutischen Maßnahmen insbesondere verschiedene Formen von **Entspannungsverfahren**. Beispiele dafür sind autogenes Training, Yoga, progressive Muskelrelaxation, Qigong und Tai-Chi oder auch Meditationsübungen. Zur Wirkung von Entspannungsverfahren bei chronisch-entzündlichen Darmerkrankungen gibt es mittlerweile auch gute Studien, die z. B. bei regelmäßiger Anwen-

Wichtige Entspannungsverfahren kurz erklärt

Entspannungsverfahren	Beschreibung
Biofeedback	Unterschiedliche Geräte messen Parameter wie Blutdruck oder Muskelanspannung. Sie werden den Untersuchten direkt sichtbar gemacht, etwa auf einem Monitor. Die Methode soll die Körperwahrnehmung verstärken und die Muskelentspannung verbessern.
Meditation	Sie fördert die körperliche und innere Entspannung, indem bewusst »nichts getan« wird.
autogenes Training (AT)	Das Ziel des AT ist es, sich mithilfe der eigenen Vorstellungskraft in einen Zustand der Entspannung zu versetzen. Vor allem die Verbesserung der Körperwahrnehmung und die Beeinflussung der vegetativen Prozesse wie z. B. der Verdauung stehen dabei im Vordergrund.
Qi Gong	Dies ist ein Entspannungsverfahren aus der Traditionellen Chinesischen Medizin, das Meditations- mit Bewegungsübungen verbindet. Achtsamkeit, innere Ruhe und Gelassenheit sollen durch die fließenden Bewegungen gefördert werden.
progressive Muskelrelaxation (PMR)	Die PMR wurde von dem amerikanischen Arzt Edmund Jacobsen entwickelt. Er fand heraus, dass Muskeln bei Stress oder Angst angespannt sind. Die PMR steuert diesem Zustand mit intensiver muskulärer Entspannung entgegen.
Yoga	Yoga ist ein Oberbegriff für unterschiedliche Techniken und Methoden aus Indien. Dieses traditionelle Übungssystem beinhaltet meditative und/oder körperliche Übungen, die zu einem Gleichgewicht von Körper und Seele führen sollen.
Atemübungen	Diese Übungen können zur Stressreduktion und Schmerzlinderung eingesetzt werden. Auch eine beruhigende Wirkung auf Darmbewegungen und eine bessere Schlafqualität sind möglich.
Hypnose	Die Darmhypnose (auch Bauchhypnose) kann bei Personen mit Reizdarmsyndrom, aber auch bei Menschen mit CED, die Kommunikation über die Darm-Hirn-Achse verbessern und ins Gleichgewicht bringen. Möglich ist die Eigenanwendung von speziellen Audio-CDs oder Online-Angeboten. Therapeutinnen und Therapeuten findet man z. B. unter https://dgh-hypnose.de/therapeutenliste.

dung von Yoga oder autogenem Training einen positiven Effekt auf die Lebensqualität und die psychische Gesundheit klar zeigen können. Welche Methode für den einzelnen Patienten und die einzelne Patientin Entspannung bieten kann, ist individuell sehr verschieden. Probieren Sie daher verschiedene Angebote aus, um in der Vielfalt der Entspannungsverfahren die für Sie richtige Methode zu finden. Oftmals bieten auch örtliche Sportvereine oder die Volkshochschule Anfängerkurse an. Sicherlich bieten aber auch Podcasts oder das Internet dazu viele Anregungen und Anleitungen. Erlaubt ist, was für Sie persönlich Nahrung für Ihre Seele ist und was Ihr aktueller körperlicher Zustand zulässt.

Körperlich fit mit chronisch-entzündlichen Darmerkrankungen

Regelmäßige sportliche Aktivität bringt für Personen mit CED und ihren Krankheitsverlauf viele Vorteile: Sport verbessert die Durchblutung der Organe und wirkt sich positiv auf den Stoffwechsel sowie das Herz-Kreislauf-System aus. Dabei werden auch das Immunsystem und unsere Abwehrkräfte gestärkt. Insbesondere die Stärkung von Muskulatur, Gelenken und Knochen ist für CED-Patientinnen und -Patienten als Prophylaxe der Osteoporose wichtig (siehe S. 133). Und: Sport regt die Ausschüttung von Glückshormonen im Gehirn an und sorgt daher nicht nur für ein besseres Körpergefühl, sondern auch für gute Stimmung.

Die Auswahl der Sportart hängt natürlich in erster Linie von den persönlichen Vorlieben und der eigenen Erfahrung ab. Einige Faktoren in Bezug auf die Erkrankung und die körperliche Verfassung können dabei Einfluss auf die Trainingsintensität und die Art der sportlichen Betätigung haben:

- **Akuter Schub:** Piano! Der Körper ist durch die akute Entzündungsreaktion geschwächt, braucht mehr Ruhe und Erholungsphasen. Sport sollte in dieser Phase nur eingeschränkt und schonend betrieben werden. Zudem muss ge-

Extra: DiGA – App auf Rezept

DiGA ist die Abkürzung für digitale Gesundheitsanwendungen. Gemeint sind damit digitale, CE-gekennzeichnete Medizinprodukte, umgangssprachlich auch Apps auf Rezept genannt. Diese Apps haben eine Prüfung auf Anforderungen wie Sicherheit, Funktionstauglichkeit, Datenschutz und Datensicherheit beim Bundesministerium für Arzneimittelsicherheit durchlaufen und sind unter https://diga.bfarm.de/de einsehbar. Die in diesem Verzeichnis aufgeführten digitalen Gesundheitsanwendungen können von Ärzten und Ärztinnen sowie Psychotherapeuten und -therapeutinnen verordnet werden, um Betroffene bei der individuellen Umsetzung von Behandlungsprozessen zu unterstützen. Enthalten sind je nach Anwendungsgebiet z.B. Informationen und Ratschläge zur Ernährung, Anleitungen für Entspannungsübungen oder auch Behandlungselemente für psychische Belastungssituationen. Die Kosten für eine DiGA werden von der gesetzlichen Krankenversicherung übernommen. Kurz zusammengefasst: Ihre behandelnden Ärztinnen und Ärzte können Ihnen bei entsprechendem Krankheitsbild eine solche zugelassene App auf Rezept verschreiben, und Ihre Krankenkasse übernimmt die Kosten.

Stand heute gibt es (noch) keine spezifische CED-App, aber die bereits bestehenden Apps zum Reizdarmsyndrom oder insbesondere auch Apps zur Unterstützung bei depressiven Verstimmungen oder Angststörungen können auch für Menschen mit CED sehr hilfreich sein.

rade bei Durchfällen auf eine ausreichende Versorgung mit Flüssigkeit und gegebenenfalls auch Elektrolyten geachtet werden.

- **Nach Operationen im Bauchraum:** In den ersten Wochen bis Monaten nach einer solchen Operation sollte eine zu starke Belastung der Bauchmuskulatur vermieden werden, um die Wundheilung nicht zu stören. Kontaktsportarten wie Ball- oder Kampfsportarten, aber auch Situps oder Gewichtheben, sollten vermieden werden. Wandern oder Nordic Walking können in dieser Phase eine gute Alternative sein.
- **Bei extraintestinalen Gelenkschmerzen:** Menschen mit Entzündungen der Gelenke sollten die Gelenke beanspruchende Sportarten wie Joggen in der akuten Phase vermeiden.
- **Bei perianalen Fisteln:** Sportarten, die den Damm stärker belasten, z. B. Radfahren, sollten bei einem akuten perianalen Fistelleiden eher vermieden werden.
- **Bei Osteoporose:** Gerade nach langfristiger Einnahme von Kortison besteht ein höheres Risiko für Osteoporose und damit auch für Knochenbrüche selbst bei moderater Belastung. Risikosportarten mit hohem Sturzrisiko sollten daher vermieden werden.

Extra: Osteoporose

Der Begriff Osteoporose kommt aus dem Griechischen und bedeutet übersetzt so viel wie poröser Knochen. Gemeint ist damit eine erworbene Erkrankung der Knochen, die durch eine Abnahme der Knochendichte und -struktur gekennzeichnet ist. Die Folgen dieser verminderten Knochendichte sind ein höheres Risiko für Knochenbrüche und Einbrüche von Wirbelkörpern. Die Osteoporose ist in der Gesamtbevölkerung eine häufige Erkrankung, die vor allem Menschen im höheren Lebensalter, Rauchende und Frauen nach der Menopause betrifft. Personen mit Morbus Crohn oder Colitis ulcerosa sind jedoch aufgrund ihrer Erkrankung und deren Therapie aus folgenden Gründen auch schon in jüngerem Lebensalter stärker gefährdet, eine Osteoporose zu entwickeln:

- Die chronische Entzündungsaktivität mit ständig erhöhten Werten der entzündlichen Botenstoffe bei CED kann auch den Knochenstoffwechsel beeinflussen und zu einem verstärkten Knochenabbau führen.
- Kalzium und Vitamin D sind zwei zentrale Elemente des menschlichen Knochenstoffwechsels. Bei Menschen mit einem entzündlichen Befall des Dünndarms bzw. nach einer Operation kann die Nährstoffaufnahme im Darm reduziert sein. Die Folge ist ein Mangel an Kalzium und Vitamin D, der zur Ausbildung einer Osteoporose beitragen kann.
- Viele Personen mit chronisch-entzündlicher Darmerkrankung haben zusätzlich eine Lactoseintoleranz bzw. vertragen Milchprodukte nur sehr eingeschränkt. Die Folge ist eine Unterversorgung mit Kalzium.
- Besonders gefährdet sind Menschen, die aufgrund einer CED mit Steroiden in hohen Dosen bzw. über einen langen Zeitraum therapiert werden. Diese führen zu einem gesteigerten Knochenabbau und hemmen die Knochenneubildung sowie die Kalziumaufnahme über den Darm. Etwa dreißig bis fünfzig Prozent aller Patienten und Patientinnen entwickeln unter einer Langzeitbehandlung mit Steroiden eine Osteoporose. Der Knochenverlust ist dabei in den ersten sechs bis zwölf Monaten

der Therapie am höchsten. Wichtig: Gemeint ist dabei die Gabe von Steroiden in Form von Tabletten oder die intravenöse Gabe als Infusion. Lokal wirksame Steroide in Form von Zäpfchen, Schäumen oder Klysmen zeigen diese Nebenwirkungen nicht. Eine Osteoporose kann mithilfe einer **Knochendichtemessung** festgestellt werden. Bei Menschen mit CED mit einem erhöhten Osteoporoserisiko werden regelmäßige Knochendichtemessungen empfohlen, etwa alle zwei bis drei Jahre. Die Strahlenbelastung der Knochendichtemessung ist sehr gering; die Untersuchung selbst erfolgt ambulant und dauert nur wenige Minuten.

Generell sollten CED-Patientinnen und -Patienten auf regelmäßige körperliche **Bewegung** und eine abwechslungsreiche, kalziumreiche **Ernährung** achten. Nahrungsmittel mit einem hohen Kalziumanteil sind alle Milchprodukte (z. B. Vollmilch, Hartkäse, Quark oder Joghurt), Nüsse, Obst und frisches grünes Gemüse wie Brokkoli, Grünkohl und Spinat oder kalziumreiches Mineralwasser. Schädlich für den Knochenstoffwechsel ist dagegen ein starker Konsum von Alkohol und Koffein, Phosphat in Fleisch- und Wurstwaren oder eine zu hohe Fett- und Eiweißaufnahme. Insbesondere durch den **Verzicht auf Rauchen** kann das Osteoporoserisiko deutlich gesenkt werden. Bei Personen mit einem erhöhten Osteoporoserisiko sollte frühzeitig mit einer Prophylaxe mit einer ausreichenden Menge Vitamin D begonnen werden, die auch in den Sommermonaten fortgeführt werden sollte.

Wichtigster Punkt: Bei Menschen mit chronisch-entzündlicher Darmerkrankung sollte, wenn irgendwie möglich, auf eine Langzeittherapie mit Steroiden verzichtet werden!

Ernährung bei chronisch-entzündlichen Darmerkrankungen

Wie bei kaum einer anderen chronischen Erkrankung steht das Thema Ernährung bei chronisch-entzündlichen Darmerkrankungen im Mittelpunkt – und das aus mehreren Gründen.
Bei Morbus Crohn und Colitis ulcerosa besteht durch die Entzündung des Darmes und die oftmals damit verbundenen Durchfälle das Risiko für eine Mangelernährung und Unterversorgung mit wichtigen Nährstoffen und Vitaminen. Gleichzeitig ist der Bedarf an Energie- und Nährstoffen im Körper bei einer aktiven Entzündung deutlich erhöht. Als Folge einer Unterversorgung mit Nährstoffen und Vitaminen kann es zu Gewichtsverlust, Wachstumsverzögerung bei Kindern, Blutarmut (Anämie), Müdigkeit (Fatigue) oder auch Knochenschwund (Osteoporose) kommen. Zusätzlich können auch Medikamente den Mangel an einzelnen Nährstoffen beeinflussen. So kann Kortison beispielsweise einen Mangel an Kalzium und Eiweiß verstärken.
Auch entwickeln viele Betroffene infolge der Entzündung im Darm öfter Nahrungsmittelintoleranzen (z.B. Unverträglichkeit von Milchzucker/Lactose oder Fruchtzucker/Fructose), sodass die Lebensmittelauswahl im Alltag eingeschränkt sein kann.

Viele CED-Patienten und -Patientinnen fragen sich zudem, welche Form der Ernährung in den unterschiedlichen Phasen der Erkrankung die Richtige ist und inwieweit die Ernährung einen Einfluss auf die Entstehung und den Verlauf der CED haben kann. In den letzten Jahren ist es daher zu einer wahren Flut an Informationen und unterschiedlichen Ernährungskonzepten gekommen, die manchmal schwer zu überblicken und auch nicht für jeden Patienten bzw. jede Patientin und jeden Krankheitsverlauf passend sind.

Höchste Zeit also, das so wichtige Thema Ernährung bei chronisch-entzündlicher Darmerkrankung einmal ausführlich zu betrachten.

Eines vorneweg: Beim Thema Essen und Ernährung geht es nicht nur um Kalorien und die richtigen Nährstoffe. Essen ist auch ein wichtiges Stück Lebensqualität und soziale Teilhabe, insbesondere für Menschen mit chronisch-entzündlichen Darmerkrankungen. Daher sollten eine Ernährungsberatung und Ernährungsumstellung nicht streng zu befolgende Tabellen und Listen möglicherweise schädlicher Lebensmittel im Blick haben, sondern auch den Genuss und den Spaß am Essen.

Mangelernährung bei CED

Wenn der Darm erkrankt ist, leidet auch seine Funktion – und damit die Fähigkeit, genügend lebenswichtige Nährstoffe aufzunehmen und dem Körper zur Energiegewinnung und für den Zellaufbau zur Verfügung zu stellen. Dieser Mangelzustand (**Malnutrition**) kann zu Komplikationen führen, die die Patienten und Patientinnen oftmals mehr schwächen als die eigentliche Darmentzündung selbst. Personen mit einer chronisch-entzündlichen Darmerkrankung haben in Studien ein etwa fünffach erhöhtes Risiko für eine Unterversorgung mit Nährstoffen, Vitaminen und Spurenelementen – insbesondere dann, wenn eine Operation des Darmes nötig ist oder eine hohe Entzündungsaktivität in großen Teilen des Darmes vorliegt. Zu den möglichen Folgen einer solchen Unterversorgung zählen Untergewicht bzw. Gewichtsverlust, eine Mangelversorgung mit den Makronährstoffen Kohlenhydrate, Fett und Eiweiß sowie ein Mangel an Eisen, Vitamin D, Vitamin B_{12} oder Zink und Folsäure. Insbesondere der Mangel an Spurenelementen und Vitaminen kann zu weiteren Komplikationen wie Blutarmut (Anämie), Osteoporose, schlechter Wundheilung oder Konzentrationsstörungen und Müdigkeit führen.

Mangelernährung und Nährstoffdefizite bei CED können verschiedenste Gründe haben:

- **Verminderte Nahrungsaufnahme:** Im akuten Schub ist der Appetit vermindert, und es vergeht einem einfach die Lust am

Essen. Auch verzichten Menschen mit CED aus Angst vor Durchfällen und Schmerzen auf eine ausreichende Nahrungszufuhr oder meiden gezielt einzelne Nahrungsmittelgruppen.

- **Entzündung und/oder gestörte Nährstoffaufnahme im Darm**: Eine entzündete Darmwand kann deutlich weniger Nährstoffe aufnehmen als eine gesunde. Ist die Aufnahme wichtiger Makro- und Mikronährstoffe im Darm (vor allem im Dünndarm) vermindert, sprechen wir von einer Malabsorption. Gerade in Phasen mit einer ausgeprägten Entzündung kann diese deutlich sein. Auch Personen nach einer operativen Entfernung von Darmabschnitten sind davon häufig betroffen. So können beispielsweise Menschen nach einer Entfernung des terminalen Ileums (Ileozökalresektion; siehe S. 99) kaum noch Vitamin B_{12} aus der Nahrung in den Körper aufnehmen. Zudem treten im Schub über die entzündete Darmschleimhaut Proteine (Eiweiß) aus den Blutgefäßen in den Darm über. Dies kann dann zu einem Mangel an Eiweißstoffen im Blut wie z. B. Albumin (wichtiges Blutserumprotein) und Immunglobulinen (Eiweißstoffen der Immunabwehr) führen. Sind Teile des Dünndarms operativ entfernt worden, besteht auch das Risiko für ein Kurzdarmsyndrom (siehe S. 68).
- **Durchfälle und damit verbundene Nährstoffverluste:** Ist die Stuhlentleerung zu häufig oder die Stuhlkonsistenz zu dünn, verlieren wir über den Darm zu viel Wasser und Nährstoffe, und der Körper ist nicht mehr ausreichend versorgt.
- **Medikamente:** Diese können ebenfalls die Aufnahme und Verarbeitung von Nährstoffen beeinflussen.
- **Erhöhter Nährstoffbedarf im Zuge des aktiven Entzündungsgeschehens:** Wenn das Immunsystem im Rahmen einer akuten Entzündung auf Hochtouren arbeitet, ist auch der Bedarf an Kalorien, Nährstoffen und Vitaminen erhöht. Der Körper ist in Alarmbereitschaft und verbraucht in einem solchen Entzündungszustand deutlich mehr Energie.

Ganz allgemein unterscheiden wir einen Mangel an **Makronährstoffen** (also an Kohlenhydraten, Fetten und Proteinen, die unsere

Energielieferanten und Baustoffe der Zellen sind) und einen Mangel an **Mikronährstoffen**, der ebenfalls viele Körperfunktionen negativ beeinflussen kann.

Mangel an Makronährstoffen

Einen ersten Hinweis auf das Vorliegen einer Mangelernährung und insbesondere einen Mangel an Makronährstoffen liefert uns das Körpergewicht bzw. der Body Mass Index (BMI). Der BMI wird bei Erwachsenen wie folgt berechnet:

$$\text{BMI} = \frac{\text{Körpergewicht in kg}}{(\text{Körpergröße in m})^2}$$

Der normale BMI eines gesunden Erwachsenen liegt zwischen 18,5 und 24,9. Liegt beispielsweise der BMI unter 18,5 oder liegt ein Gewichtsverlust von mehr als zehn Prozent des Ausgangsgewichts innerhalb von drei bis sechs Monaten vor, ist eine Mangelernährung wahrscheinlich.

MEIN TIPP: Wenn Sie wissen wollen, ob bei Ihnen als CED-Patientin oder -Patient eine Mangelernährung vorliegt, dann überprüfen Sie, ob bei Ihnen einer der folgenden Hinweise vorliegt:

- **ein BMI unter 18,5,**
- **ein Gewichtsverlust von mehr als zehn Prozent in drei bis sechs Monaten oder**
- **ein BMI unter zwanzig zusammen mit einem Gewichtsverlust von mehr als fünf Prozent in drei bis sechs Monaten.**

(modifiziert nach den Angaben der Deutschen Gesellschaft für Ernährungsmedizin)

Bei Kindern werden zur Einschätzung des Ernährungszustands Perzentilen verwendet, also Wachstumskurven, mit denen sich das Körpergewicht und die Körpergröße im Verlauf darstellen lassen.

Mangel an Mikronährstoffen

Neben dem Thema Körpergewicht und BMI spielen bei Menschen mit CED vor allem Mangelzustände an Vitaminen, Mineralstoffen und Spurenelementen eine große Rolle. Erste klinische Anzeichen können Müdigkeit, Blässe, Hautprobleme oder eine Infektanfälligkeit sein. Die Diagnose erfolgt durch eine Bestimmung der Mikronährstoffe in einer Blutuntersuchung. Bei Vorliegen eines Mangels an Mikronährstoffen sollte der Mangel durch die Gabe von entsprechenden Nahrungsergänzungsmitteln ausgeglichen werden. Hilfreich ist ergänzend auch eine ernährungsmedizinische Beratung. Folgende Mikronährstoffe braucht der Körper:

- **Eisen** ist wichtig für die Blutbildung. Die Folge eines Eisenmangels ist daher eine Blutarmut (Anämie; siehe S. 54). Gerade bei blutigen Durchfällen kann das Risiko für eine Anämie erhöht sein, aber auch für chronische Entzündungszustände. Generell haben Menschen mit einer veganen oder vegetarischen Lebensweise ein erhöhtes Risiko für einen nahrungsbedingten Eisenmangel.
- **Vitamin D** ist nicht nur für die Knochengesundheit, sondern auch für die Regulation von Entzündungsprozessen im Körper und ebenso für unsere Stimmung wichtig. Bei Personen mit chronisch-entzündlicher Darmerkrankung kann ein zu niedriger Vitamin-D-Spiegel das Risiko für einen erneuten Schub erhöhen. Ebenso steigt dann das Langzeitrisiko für Osteoporose (siehe S. 133) und depressive Verstimmungen.
- **Vitamin B_{12}** ist ebenfalls für die Blutbildung im Knochenmark wichtig und bei Menschen mit veganer oder vegetarischer Lebensweise oft in geringerer Konzentration vorhanden. Bei einem Mangel an Vitamin B_{12} kann es zu einer Blutarmut (Anämie) kommen; bei einer langanhaltenden Minderversorgung sind auch Schäden am Nervensystem möglich. Besonders gefährdet für einen Vitamin-B_{12}-Mangel sind CED-Patienten und -Patientinnen nach einer Darmoperation (Ileozökalresektion) oder einer starken Entzündung des Ileums.

- **Zink** ist ein Spurenelement, das für die Regeneration von Haut und Schleimhäuten benötigt wird, also auch für die Darmmukosa. Außerdem ist Zink ein sehr wichtiger Mikronährstoff für unser Immunsystem und die Infektabwehr.
- **Folsäure** wird ebenfalls im Dünndarm resorbiert und ist wichtig für die Blutbildung im Knochenmark. Insbesondere während einer Schwangerschaft ist eine ausreichende Versorgung mit Folsäure wichtig, da sonst das Risiko für Schädigungen des Nervensystems beim Kind erhöht ist. Bei Personen unter Therapie mit Sulfasalazin kann die Aufnahme von Folsäure gestört sein. Bei ihnen muss auf eine ausreichende Versorgung mit Folsäure geachtet werden.
- **Magnesium** kann vor allem bei chronischen Durchfällen mit einem hohen Flüssigkeits- und Elektrolytverlust in erniedrigter Konzentration vorliegen. Menschen, die unter einem Magnesiummangel leiden, bemerken dies meist an Wadenkrämpfen. Vorsicht jedoch vor zu viel zusätzlicher Magnesiumeinnahme: Magnesium kann in zu hohen Dosen Durchfall verursachen.
- **Kalzium** ist ein Spurenelement, das für den Knochenstoffwechsel eine wichtige Rolle spielt. Bei einem Mangel an Kalzium ist das Risiko einer Osteoporose deutlich erhöht (siehe S. 133). Besonders gefährdet sind Personen, die lange mit Steroiden therapiert werden oder auf Milchprodukte verzichten.
- **Selen** gehört zu den Antioxidanzien, die bei einer Entzündung die vermehrt freigesetzten freien Radikale neutralisieren und dadurch Gewebeschädigungen verringern können. Es ist daher insbesondere für Regenerationsprozesse wichtig.

Erste Hilfe: Ernährung im akuten Schub

Ein akuter Schub bei Morbus Crohn und Colitis ulcerosa bedeutet für die Ernährungssituation eine besondere Herausforderung: Meist ist das Allgemeinbefinden und damit zudem auch der Appetit deutlich reduziert. Auch kann ein entzündeter Darm aufgrund der kurzen Passagezeit des Nahrungsbreis weniger Nährstoffe resorbieren als sonst, und über Durchfälle gehen zusätzlich mehr Flüssigkeit und Spurenelemente verloren – und das, obwohl der Körper gerade in Phasen der Entzündung deutlich mehr Energie, Vitamine und Mineralstoffe benötigen würde. Daher ist ein kompletter Verzicht auf Nahrung im akuten Schub auch keine gute Idee. Gleichzeitig funktionieren die Verdauungsabläufe im Darm nicht optimal, und der Darm wäre mit einer normalen Kost und der damit verbundenen Aufgabe, diese zu zerlegen, überfordert.

Bei einem sehr starken Schub ist eine ausreichende Nährstoffaufnahme mit normaler Kost manchmal einfach nicht möglich. In diesen Fällen müssen die Nahrungsaufnahme und die Energieversorgung unterstützt werden. Dies kann mit einer »künstlichen« Ernährung erreicht werden:

- Bei der **parenteralen Ernährung** wird der Verdauungstrakt komplett umgangen, und die lebensnotwendigen Stoffe (Fette, Proteine, Kohlenhydrate, Vitamine und Mineralstoffe) werden über eine Infusionslösung direkt in das venöse Blutsystem gegeben.
- Bei der deutlich häufiger eingesetzten **enteralen Ernährung** verwendet man medizinische flüssige Trink- oder Sondennahrung, die entweder über eine Magensonde oder als normale Trinklösung verabreicht bzw. angerührt wird. Die darin enthaltenen Nährstoffe sind hochdosiert und bereits in kleinste Teile zerlegt, sodass der Darm keine große Verdauungsarbeit mehr leisten muss.

Insbesondere in der Kinderheilkunde werden solche Ernährungsformen im akuten Schub bei Morbus Crohn auch therapeutisch zum Erreichen einer Remission angewendet (siehe S. 152).

Ist eine ausreichende normale Nahrungsaufnahme im akuten Schub möglich, wird ganz allgemein eine milde und darmschonende Kost empfohlen:

- **Ausgleich des Flüssigkeits- und Mineralstoffverlusts:** Mit vielen Durchfällen gerät der Körper leicht in einen Mangelzustand. Mindestens zwei Liter Flüssigkeit sollten daher über den Tag verteilt getrunken werden.

- **Leicht verdauliche Speisen:** Reisflocken, Hirseschmelzflocken, Grießbrei, Zwieback, Reiswaffeln, weißer Reis, Kartoffeln, Dinkel- oder Weizentoast sind in dieser Phase besser geeignet als schwer verdauliche Vollkornprodukte. Auf Rohkost, Salate oder Hülsenfrüchte sollte verzichtet werden. Als Gemüse eignen sich gedünstete oder gekochte Zucchini oder Karotten mit etwas Leinöl oder Olivenöl, gern auch in Form von pürierten Suppen. Obst geht meist nur in Form eines pürierten Apfels oder einer pürierten Banane oder in gekochter Kompottform. Insgesamt wird in der akuten Phase eine ballaststoffarme Ernährung empfohlen.
- **Meiden von Gebratenem und Frittiertem:** Dünsten Sie Ihre Speisen am besten oder bereiten Sie sie in gekochter Form zu.
- **Eiweißzufuhr:** Fettarmes Hühnchenfleisch oder Fisch (beides gedünstet), hartgekochte Eier oder Rührei, lactosefreier Hüttenkäse oder Quark sind geeignete Eiweißlieferanten.
- **Supplementierung von Vitaminen und Spurenelementen:** Vitamine und Spurenelemente können bei Mangelzuständen in Form von Fertigpräparaten aus der Apotheke ergänzend eingenommen werden. Vorsicht jedoch bei Magnesium und Eisen: In Tablettenform eingenommen, können sie Durchfälle im akuten Schub noch verstärken.
- **Anreicherung und Ergänzung der Nahrung:** Auch wenn eine normale Nahrungsaufnahme möglich ist, ist es manchmal sinnvoll, die Kalorienzahl durch die ergänzende Einnahme von Trinknahrung oder die Anreicherung z. B. von Suppen oder Brei mit Eiweißpulver zu erhöhen, um die Gewichtszunahme zu unterstützen.

MEIN TIPP: **Um den Flüssigkeits- und Mineralstoffverlust bei starken Durchfällen auszugleichen, eignen sich besonders gut:**

- **stilles Wasser, auch gemischt mit Bananen- oder Aprikosensaft im Verhältnis ein Teil Saft zu drei Teilen Wasser,**
- **Teesorten mit Gerbstoffen, wie z. B. Schwarztee, Heidelbeertee oder Brombeerblättertee,**
- **Heidelbeer-Muttersaft,**
- **gesalzene Gemüsebrühe.**

Flüssigkeitsbindende Nahrungsmittel sind: Karottensuppe, Reisschleim und geriebener Apfel.

Ernährung bei Stenosen, Stoma und Pouch

Bei Engstellen im Dünn- oder Dickdarm (**Stenosen**) ist bei der Ernährung auf eine leichte und verträgliche Kost zu achten, die möglichst wenig faserreiche Lebensmittel und Ballaststoffe enthält. Bei einer sehr üppigen und faserreichen Kost besteht ansonsten die Gefahr, dass es zu einem Darmverschluss (Ileus) kommt.

Vermieden werden sollten bspw. folgende Nahrungsmittel:

- grobe Nahrungsmittel aus Vollkorn, ganze Nüsse, Kleie, Leinsamen oder Kürbiskerne,
- faserreiches Gemüse wie z. B. Spargel, Mangold, Fenchel, Bohnen, Sellerie, Kohl oder Bambussprossen,
- kernhaltiges Obst wie z. B. Trauben,
- grobfaserige Obstsorten wie z. B. Rhabarber, Orangen oder Mandarinen sowie
- grobes Trockenobst.

Zudem ist eine ausreichende Flüssigkeitsaufnahme von mehr als zwei Litern pro Tag sehr wichtig. Bei fortgeschrittenen Stenosen kann eine pürierte oder flüssige Kost (Suppen) den Zeitraum bis zu einer Operation überbrücken.

Bei Personen, die einen künstlichen Darmausgang (**Stoma**) oder einen ileoanalen **Pouch** erhalten haben, muss sich der Darm in seinen Verdauungsaufgaben völlig umstellen, da die stuhleindickende Funktion des Dickdarms verlorengeht und sich die Passage der Nahrung durch den Darm deutlich beschleunigt. In der Regel dauert es einige Wochen bis Monate, bis sich die Stuhlhäufigkeit und -konsistenz einigermaßen stabilisiert haben. Meist haben die Betroffenen langfristig etwa drei bis fünf breiige Stuhlgänge pro Tag und müssen verstärkt auf die Zusammensetzung ihrer Nahrung achten:

- Verzicht auf schwer verdauliche, blähende, faserreiche Kost,
- Verzicht auf nicht verdaubare Nahrungsbestandteile wie Kerne, Schalen oder die Haut von Wurstprodukten,
- regelmäßige kleine Mahlzeiten über den Tag verteilt,
- Zeit zum Essen, denn langes Kauen zerkleinert die Nahrung, die dann den Verdauungstrakt leichter passieren kann,
- ausreichend Flüssigkeit, denn besonders bei Trägerinnen und Trägern eines Ileostomas geht über den künstlichen Darmausgang viel Flüssigkeit verloren (Ziel ist es, so viel Flüssigkeit zu trinken, dass eine Urinmenge von einem bis eineinhalb Litern pro Tag erreicht wird),
- bei sehr flüssigem Stuhl Verzehr von »stopfenden« Nahrungsmitteln wie Kartoffeln, Reis, Bananen oder Haferflocken.

Wichtig: Die Umstellung nach einer Darmoperation braucht Zeit, Geduld und eine gute Anleitung. Informieren Sie sich in einer Stomaberatung im Krankenhaus schon vor der geplanten Operation.

Tipps zur Ernährung bei Pouch

Aus Studien wissen wir, dass die Ernährungsweise bei Menschen mit einem Pouch das Risiko für das Auftreten einer Entzündung des Pouches (Pouchitis) deutlich verringern kann. Patienten und Patientinnen, die im Rahmen einer gesunden Ernährungsweise viel frisches Obst und damit auch Antioxidanzien und Vitamine sowie fermentierbare Ballaststoffe (für die Darmbakterien) zu sich nahmen, hatten ein signifikant niedrigeres Risiko für eine Entzündung in ihrem Pouch als die Patientinnen und Patienten mit einer eher »westlichen« Ernährungsform.

Eher gut und eher weniger gut verträgliche Nahrungsmittel nach Darmoperationen (Anlage eines Pouches oder Stomas)

Nahrungsmittel	Gut verträglich	Weniger gut verträglich
Gemüse/Salat	gedünstete (weiche) Karotte, Zucchini, Fenchel, Spinat, Rote Bete, Tomate, Gurke	Erbse, Linse, Bohne, Zwiebel, Lauch, Sauerkraut, Kohl, Paprika, alle rohen Salate, Sellerie, Mais, Mangold, Spargel
Obst	Kompott, geriebener Apfel, Banane	Traube, Steinobst, größere Beeren, Trockenobst, Rhabarber
Kohlenhydrate	Reis, Nudeln, Kartoffel, Schmelzflocken	Vollkornnudeln, grobes Vollkornbrot, Vollkornreis, Müsli, Nüsse, Mandeln
Fleisch-/Wurstwaren	magere Fleischstücke von Kalb, Rind, Schwein, Geflügel, magere Wurstsorten	fettes Fleisch und Geflügel, fette Wurstsorten, Wurst mit Haut
Fisch	magere und grätenfreie Sorten wie z. B. Seelachsfilet oder Kabeljau	fette Sorten wie Karpfen, Aal, Makrele
Fette/Öle	pflanzliche Fette	tierische Fette
Getränke	stilles Mineralwasser, Tee	stark kohlensäurehaltige Getränke, Obstsäfte, Limonaden
Milchprodukte	gegebenenfalls lactosefreie Milch, Buttermilch, Kefir, Käse, Quark	Rohmilchprodukte

Ernährung als Ursache von CED?

Bei einer Erkrankung des Verdauungstrakts liegt es immer nahe zu vermuten, dass die Ernährungsweise bei der Entstehung von Symptomen oder Entzündungsprozessen eine Rolle spielt. Insbesondere bei CED fällt auf, dass es sich um Erkrankungen der industrialisierten westlichen Welt mit den entsprechenden westlichen Ernährungsgewohnheiten handelt. Daher liegt der Verdacht sehr nahe, dass bestimmte Nahrungsbestandteile, Zusatzstoffe oder Zubereitungsarten einen Einfluss auf unseren Darm und seine Regulationsprozesse haben. Doch was genau hat ein paniertes Schnitzel mit der Entzündung der Darmschleimhaut zu tun?

Zum einen hat unsere Nahrung unmittelbaren Einfluss auf die Zusammensetzung und Artenvielfalt des **Mikrobioms** im Darm und stellt damit möglicherweise die Weichen für eine eher antientzündliche schützende Bakteriengemeinschaft oder eben für eine entzündungsfördernde Zusammensetzung des Mikrobioms. Bereits heute ist bekannt, dass sich in westlichen Därmen unter dem Einfluss von Fast Food, ungesunden Fetten und einer hohen Energiedichte eine geringere Artenvielfalt tummelt und sich mit neueren Diagnostikmethoden auch Verschiebungen innerhalb der Bakterienstämme feststellen lassen. Zum Beispiel findet sich eine Erhöhung der Anzahl von Bacteroides und Enterobakterien bei gleichzeitiger Verringerung der Anzahl der Firmicuten. Diese Mischung wiederum kann die Darmbarriere nicht ausreichend schützen und fördert zudem die Bildung von Entzündungsfaktoren durch das Immunsystem.

Zum anderen können Nahrungsbestandteile auch direkt zu **Veränderungen an der Darmschleimhaut** führen, also z.B. die Durchlässigkeit der Darmbarriere erhöhen, das Immunsystem des Darmes stimulieren oder die Bildung schützender Stoffe unterdrücken. Auf der immer länger werdenden Liste der möglichen »Übeltäter« stehen nicht nur Fett, Zucker und tierisches Eiweiß, sondern auch Zusatzstoffe, Emulgatoren, Süßstoffe, Verdickungsmittel sowie Mikropartikel. Aus Versuchen mit Mäusen wissen wir, dass eine westliche Ernährungsweise mit hohem Fett- und Zuckeranteil die Schleimhautdicke der Darmwand verringert, die Durchlässigkeit der Darmwand erhöht (Leaky Gut) und insbesondere auch die Bildung des entzündungsfördernden Botenstoffs TNF-alpha stimuliert. Interessant sind dabei aber auch Studien, die zeigen, dass das Risiko für chronisch-entzündliche Darmerkrankungen nicht allein von den einzelnen Lebensmitteln selbst abhängt, sondern insbesondere auch davon, wie stark die Lebensmittel verarbeitet worden sind: Menschen, die häufig hochindustriell stark verarbeitete Fertiggerichte essen, zeigen in großen aktuellen Studien ein doppelt so hohes Risiko für CED. Das liegt wohl vor allem an den Herstellungsprozessen und Zusatzstoffen, die im Fast Food enthalten sind – und insbesondere am Zusatz von Emulgatoren wie z.B. Carrageen.

Was wir also bisher wissen, ist, dass der Konsum von industriell hergestellten Nahrungsmitteln mit vielen Zusatzstoffen sowie die in Industrienationen verbreitete, sehr fett- und zuckerhaltige Ernährungsform das Risiko für CED erhöht und möglicherweise auch bei bereits erkrankten Personen das Risiko für einen erneuten Schub erhöhen kann. Diese Erkenntnis wird in verschiedenen Ernährungskonzepten mehr und mehr genutzt, um den Krankheitsverlauf bei chronisch-entzündlichen Darmerkrankungen positiv zu beeinflussen.

Manche dieser Ernährungskonzepte werden dabei als Therapie im akuten Schub eingesetzt. Andere dagegen eignen sich eher für eine langfristige Ernährungsumstellung zum Remissionserhalt und zum Schutz vor erneuten Schüben.

Ernährung als Therapie

Eines vorneweg: Die eine richtige Ernährung bei chronisch-entzündlichen Darmerkrankungen, die für alle Patientinnen und Patienten in allen Lebens- und Krankheitsphasen passt und Heilung garantiert, gibt es nicht. Dazu sind die verschiedenen Krankheitsverläufe in unterschiedlichen Lebensphasen zu verschieden. Hinzu kommen individuelle Nahrungsmittelintoleranzen oder -allergien, die ebenfalls berücksichtigt werden müssen. Daher finden sich in den internationalen Leitlinien für Erwachsene mit CED bislang auch kaum weiter reichende Empfehlungen für spezielle Ernährungsformen und Diäten bei Morbus Crohn und Colitis ulcerosa.

Gleichzeitig wissen wir aber auch, wie groß der Einfluss unserer Ernährung auf das Mikrobiom und das Immunsystem ist – und wie groß damit auch das Potenzial ernährungsmedizinischer Maßnahmen bei chronisch-entzündlichen Darmerkrankungen sein kann. Nicht zuletzt lässt uns die Zunahme der CED-Erkrankungen weltweit die negativen Einflüsse einer westlichen Lebensweise und insbesondere die damit verbundenen ernährungsbezogenen Veränderungen den Stellenwert unserer Ernährung erahnen. So gehen auch sechzig bis siebzig Prozent der CED-Patientinnen und -Patienten davon aus, dass Ernährung ihre Erkrankung beeinflussen bzw. eine Rolle bei der Entstehung eines Schubes spielen kann. Kein Wunder also, dass mittlerweile in Büchern, sozialen Medien, Blogs und im Internet eine wahre Flut von unterschiedlichen Ernährungskonzepten und Empfehlungen zu finden ist. Die Idee dahinter: die richtige Ernährung als Therapie für Personen mit Morbus Crohn und Colitis ulcerosa.

Zunächst hilft es, die vielen verschiedenen Ernährungskonzepte nach ihrer Wirkung und Zielsetzung zu unterscheiden:

Ernährungskonzepte können eine antientzündliche Wirkung haben und – insbesondere bei Morbus Crohn – therapeutisch im akuten Schub oder zum Erhalt der Remission eingesetzt werden (siehe S. 140). Während manche Ernährungskonzepte vollständige Nahrungsmittelgruppen ganz zu vermeiden versuchen (Eliminations- oder Ausschlussdiäten), versuchen andere Diätformen, durch eine gezielte Zusammenstellung oder Ergänzung durch Nährstoffe einen positiven Effekt zu erzielen. Gemeinsames Grundkonzept der meisten dieser Ernährungsformen ist es, über die Auswahl von aufgenommenen Nahrungsmitteln Einfluss auf das Mikrobiom, die Immunregulation im Darm sowie die Entzündungsreaktion zu nehmen. Wichtig: Viele dieser Konzepte wurden für den Morbus Crohn untersucht und sind nicht automatisch auf die Colitis ulcerosa übertragbar.

Andere Ernährungskonzepte dienen dagegen eher dazu, die Symptome von CED-Patienten und -Patientinnen zu lindern, z. B. Blähungen und Bauchschmerzen. Diese Konzepte haben also keine antientzündliche Wirkung und damit auch keinen Einfluss auf den Schubverlauf. Sie können aber die Symptomlast verringern und dadurch die Lebensqualität deutlich verbessern.

Zudem gibt es natürlich auch allgemein gesunde Ernährungsgewohnheiten, die (nicht nur) bei CED empfohlen werden. Dazu gehören die auch von den Fachgesellschaften empfohlene mediterrane Kost und der Verzicht auf industriell hergestellte Nahrung und Fast-Food (siehe S. 164).

Zur Orientierung werden in diesem Kapitel die wichtigsten der derzeit für chronisch-entzündliche Darmerkrankungen existierenden Ernährungskonzepte im Überblick dargestellt und hinsichtlich ihrer Wirkweise, aber auch ihrer möglichen Nebenwirkungen und Schwierigkeiten eingeordnet.

Unter den nützlichen Adressen im Anhang finden Interessierte auch den Link zu der Website »Nutritional Therapie for IBD«, einer gemeinnützigen amerikanischen Organisation, die zu diesem Thema noch mehr Informationen und Rezeptideen bietet.

MEIN TIPP: **Patientinnen und Patienten, die sich für spezielle Ernährungskonzepte interessieren, sollten sich vorab unbedingt von CED-Spezialistinnen oder Ernährungsexperten beraten lassen. Denn nicht selten besteht durch solche speziellen Diäten auch das Risiko für eine Fehlernährung oder einen Nährstoffmangel. Zudem ist nicht jede Ernährungsform für jedes Alter und jeden Krankheitsverlauf geeignet. Und ganz wichtig: Essen darf nicht zum Feind und zur Belastung werden, sonst könnte eine Essstörung die Folge sein.**

Überblick über spezifische antientzündliche Ernährungskonzepte, die therapeutisch eingesetzt werden

Ernährungskonzepte	Weggelassen werden
exklusive enterale Ernährungstherapie (EET)	alle normalen Nahrungsmittel
Crohn's Disease Exclusion Diet (CDED)	Lactose, Gluten, Getreide, Soja, Mais, Säfte, Schokolade, Zucker, Carageen, Fertignahrung, zu viel tierische Fette
Crohn's Disease Treatment with Eating Diet (CD-TREAT)	Gluten, Milchprodukte, Ballaststoffe in fester Nahrung
Tasty and Healthy™	verarbeitete Lebensmittel, Gluten, rotes Fleisch, Milchprodukte (außer Joghurt)
Specific Carbohydrate Diet (SCD)	Kartoffeln, Getreide, Mais, Kichererbsen, Stärke, Soja, Disaccharide, Milchprodukte, Zucker, verarbeitete Lebensmittel und Konserven
Autoimmunprotokoll	Kartoffeln, Eier, Getreide, Zucker, Milchprodukte, Nüsse, Samen, Hülsenfrüchte, Fertignahrung, verarbeitete Lebensmittel

Erlaubt sind	Mögliche Nebenwirkungen
spezielle Flüssignahrung	• Disziplin erforderlich, um auf das Essen zu verzichten (psychische Belastung) • großer Aufwand
50% Fertige Trinklösung plus Bananen, Kartoffeln, Eier, geschälte Äpfel, Hühnerbrust, Gurke, Karotte, Spinat, Reis (Phase 1)	• großer Aufwand
personalisierte Multivitamin- und Nährstoffgaben, ausgewählte Obst-und Gemüsesorten, lösliche Ballaststoffe, resistente Stärke	• großer Aufwand
alle anderen Nahrungsmittel	• wenig Kalzium, Vitamin B_{12} und Eisen
Gemüse, Obst, Honig, unverarbeitetes Fleisch bzw. unverarbeiteter Fisch (nicht gepökelt oder geräuchert), Eier, Nüsse und Samen, fermentierter Joghurt und Hartkäse	• wenig Vitamin B, Vitamin D und Kalzium • Kalorienbedarf oft nicht erreicht (Gewichtsabnahme)
Gemüse und Obst (mit Ausnahme der Nachtschattengewächse wie Kartoffel, Tomate und Aubergine), Fisch und Meeresfrüchte, Fleisch, gesunde Fette wie Olivenöl, fermentierte Lebensmittel wie Sauerkraut oder Wasserkefir, Honig und Kokosprodukte	• zu viel (tierisches) Fett • wenig Kalzium

Überblick über weitere Ernährungsformen und Eliminationsdiäten zur Symptomlinderung

Ernährungskonzepte	Weggelassen werden
vegetarische Ernährung	Fleisch, Fisch
Semi-vegetarian Diet (SCD)	regelmäßiger Fleisch- bzw. Fischkonsum
vegane Ernährung	alle tierischen Nahrungsmittel
lactosefreie Ernährung	Milchzucker (Lactose)
glutenfreie Ernährung	glutenhaltige Nahrungsmittel (z. B. Weizen, Roggen)
Low-FODMAP-Diät	siehe S. 156

Spezielle Ernährungstherapien bei Morbus Crohn

Unter dem Begriff **Exklusive enterale Ernährungstherapie (EET)** versteht man ein Konzept, nach dem Menschen über einen Zeitraum von mehreren Wochen ausschließlich eine spezielle Flüssignahrung mit bereits zerlegten Nahrungsbestandteilen über eine Sonde oder als Trinklösung zu sich nehmen und auf das »normale« Essen verzichten. Diese Ernährungstherapie wird insbesondere im Bereich der Kinderheilkunde bei jungen Patienten und Patientinnen mit milden bis moderaten Verläufen des Morbus Crohn eingesetzt und wird von den Leitlinien als Erstlinientherapie über sechs bis acht Wochen empfohlen. Studien konnten zeigen, dass bei Kindern mit Morbus Crohn der Erfolg einer EET vergleichbar

Erlaubt sind	Mögliche Nebenwirkungen
alle Lebensmittel pflanzlichen Ursprungs, Ei, Milchprodukte	• wenig Vitamin B_{12} und Eisen
alle Lebensmittel pflanzlichen Ursprungs, Ei, Milchprodukte; Fisch einmal wöchentlich, Fleisch alle zwei Wochen	• wenig Vitamin B_{12} und Eisen
alle Lebensmittel pflanzlichen Ursprungs	• wenig Vitamin B_{12} und Eisen • Blähungen und Verdauungsprobleme durch zu viel Hülsenfrüchte als Proteinquelle • Proteinmangel
lactosefreie Produkte	• bei vollständigem Verzicht auf Milchprodukte Kalziummangel möglich
glutenfreie Nahrungsmittel	• wenig Vitamin B_{12}, Vitamin D, Eisen, Vitamin A, Zink, Magnesium und Folsäure • Verstopfungsneigung

mit dem Einsatz von Steroiden ist und damit in vielen Fällen eine Remission erreicht werden kann. Die EET ist deutlich nebenwirkungsärmer als die Gabe von Steroiden, erfordert aber auch viel Disziplin von Kindern und Eltern, da ein kompletter Verzicht auf Essen und das fehlende Geschmackserlebnis echte Herausforderungen sind. Wichtig: Der Effekt der EET ist bei erwachsenen Morbus-Crohn-Patientinnen und -Patienten in Studien nicht so eindrücklich wie bei Kindern. Daher wird die EET in der Erwachsenenmedizin kaum eingesetzt. Auch sind die Effekte bei Morbus-Crohn-Patienten und -Patientinnen nachgewiesen, bei Personen mit Colitis ulcerosa aber nicht vergleichbar.

Eine mögliche Alternative zur EET sind partielle enterale

Ernährungstherapien (PET), bei denen nur ein Teil der Kalorien über Trinknahrung abgedeckt wird, zusätzliche Nahrungsaufnahme aber erlaubt ist. Neuere Ansätze wie die **Crohn's Disease Exclusion Diet (CDED)** kombinieren die enterale Ernährung mit einer Ausschlussdiät, die bestimmte Lebensmittel und Nahrungsbestandteile wie Emulgatoren vermeidet und die Ernährung mit einer speziellen Trinknahrung ergänzt. Das Grundprinzip der CDED ist es, Lebensmittel auszuschließen, die einen ungünstigen Einfluss auf das Entzündungsgeschehen im Darm haben. Mittlerweile gibt es verlässliche Daten, die zeigen, dass auch mit dieser Kombination aus Trinknahrung und einer spezifischen Diät vergleichbare Erfolge wie mit einer EET erzielt werden können. Diese Diät wird auch in der neuen Morbus-Crohn-Leitlinie für Kinder als Alternative vorgeschlagen, da sie weniger streng und daher für Eltern und Kinder besser in den Alltag integrierbar ist. In der ersten Phase der CDED ist die Lebensmittelauswahl stark eingeschränkt. Bevorzugt werden für den Darm gut verträgliche Lebensmittel wie z. B. Hühnerbrust, Banane, Kartoffeln, geschälte Äpfel und Eier. Diese stellen zusammen mit der Trinknahrung eine ausreichende Versorgung mit allen notwendigen Nährstoffen sicher. Gleichzeitig wird darauf geachtet, auch Lebensmittel zu integrieren, die einen positiven Einfluss auf das Mikrobiom haben und so auch die Regenerierung der Zellen der Darmschleimhaut unterstützen. Geeignet sind dafür Nahrungsmittel, die lösliche Ballaststoffe enthalten, die dann von den Darmbakterien zu kurzkettigen Fettsäuren abgebaut werden. Vermieden werden Lebensmittel, die einen eher negativen Einfluss auf das Entzündungsgeschehen haben, wie hochverarbeitete Lebensmittel (Fertignahrung), Lebensmittel mit einem hohen Anteil an tierischem Fett, glutenhaltiges Getreide, bestimmte Emulgatoren oder Carageen.

Die **Crohn's Disease Treatment with Eating Diet (CD-TREAT)** verzichtet hingegen komplett auf Flüssignahrung und versucht, die Zusammensetzung der EET und deren positive Effekte allein mittels normaler Nahrung nachzustellen. Bei dieser Diätform werden spezifische Komponenten wie Gluten und Lactose ausgeschlossen, und der Ballaststoffanteil ist gering. Erste Studien zeigen ein vielversprechendes Ansprechen der Patientinnen und Patienten und einen positiven Einfluss auf das Darmmikrobiom. Die CD-TREAT-Diät weist trotz des hohen Aufwands gegenüber den bisherigen enteralen Ernährungstherapien den Vorteil auf, dass sie deutlich mehr Geschmackserlebnis durch normale Nahrungsaufnahme bietet – bisher ein limitierender Faktor der EET bzw. CDED in der Anwendung. Ein der CD-TREAT-Diät sehr ähnliches Ernährungskonzept ist das auch in Studien untersuchte und erfolgreiche **Tasty-and-Healthy™-Programm**, zu dem es auch ein eigenes Kochbuch gibt. In den bisher verfügbaren Studien zeigte diese relativ gut umsetzbare Kostform gleiche Erfolge wie eine EET bei Kindern und auch bei leichtem Morbus Crohn junger Erwachsener.

Spezifische Kohlenhydratdiät

Die sogenannte **spezifische Kohlenhydratdiät (SCD)** ist in den USA weit verbreitet und basiert auf der (bislang nicht bewiesenen) Theorie, dass es durch den Konsum von komplexen Kohlenhydraten zum vermehrten Wachstum von Bakterien und zur Schädigung des Darmes kommt. Die SCD wurde von Sidney Valentine Haas (1870 bis 1964) zur Therapie der Glutenunverträglichkeit (Zöliakie) entwickelt und später von Elaine Gottschall, Mutter eines Kindes mit Colitis ulcerosa, weiterverbreitet. Die SCD verbietet Getreide, Kartoffeln, Reis, Mais, Milchprodukte, Kichererbsen und Soja sowie Stärke, Industriezucker und industriell verarbeitete Lebensmittel (also auch Konserven sowie verarbeitete Fleisch- und Wurstwaren). Erlaubt sind dagegen Gemüse, Obst, Honig, unverarbeitetes Fleisch bzw. unverarbeiteter Fisch (nicht gepökelt oder geräuchert), Eier, Nüsse und Samen, fermentierter Joghurt und Hartkäse.

In den USA ist auch die aus der SCD weiterentwickelte **IBD-AID Anti-Inflammatory Diet** verbreitet, die zusätzlich zum SCD-Schema noch mehr auf die Einnahme von Omega-3-Fettsäuren in Form von Seefisch und Nüssen sowie auf den Konsum von Ballaststoffen und fermentierten und damit probiotischen Lebensmitteln (z. B. Kimchi) achtet.

Insgesamt gibt es zur SCD deutlich weniger Studien und Daten als zu den anderen enteralen Ernährungsformen. Patientenberichte sowohl von Kindern als auch von Erwachsenen mit chronisch-entzündlicher Darmerkrankung legen jedoch nahe, dass manche Betroffene davon hinsichtlich einer Remission ihrer Erkrankung profitieren können. Wegen des Verzichts auf Milchprodukte und Getreide muss jedoch auf eine mögliche Unterversorgung mit Kalzium geachtet werden.

Autoimmunprotokolldiät (Paläodiät)

Das Wort *paleo* stammt vom Wort Paläolithikum ab und bedeutet Altsteinzeit. Die **Paläodiät** orientiert sich daher, wie der Name schon nahelegt, an dem Ernährungskonzept der Steinzeitmenschen: Erlaubt ist alles, was unsere Vorfahren vor tausenden von Jahren schon jagen, sammeln, pflücken oder fischen konnten. Diese Ernährungsform verzichtet auf verarbeitete Lebensmittel und besteht weitgehend aus Obst, Gemüse, Nüssen, Samen, Fleisch, Fisch, Gemüse und Eiern.

Eine Weiterentwicklung dieser Paläodiät ist die **Autoimmunprotokolldiät**, die noch strenger in der Nahrungsmittelauswahl ist und den entzündungsfördernden Einfluss der Nahrung auf die Immunregulation im Körper in den Vordergrund stellt. Während bei einer Paläodiät Eier, Kartoffeln, Nüsse und Samen erlaubt sind, verzichtet das Autoimmunprotokoll darauf ebenso wie auf Zucker, Getreide, Milchprodukte und Hülsenfrüchte. Erlaubt sind Gemüse und Obst (mit Ausnahme der Nachtschattengewächse wie Kartoffel, Tomate und Aubergine), Fisch und Meeresfrüchte, Fleisch, gesunde Fette wie Olivenöl, fermentierte Lebensmittel wie Sauerkraut oder Wasserkefir, Honig und Kokosprodukte.

Wie bei der SCD fehlen dazu Daten größerer Studien, und auch diese Ernährungsformen können zu Mangelernährung führen. Zudem sind diese Formen für Vegetarier bzw. Veganer oder auch Menschen mit einer Fructoseintoleranz nur bedingt geeignet.

Manche Ernährungsformen werden nicht aufgrund einer antientzündlichen Wirkung bei CED eingesetzt, sondern zur Symptomlinderung durch Verzicht auf einige oder mehrere Nahrungsbestandteile. Dies kann insbesondere Patientinnen und Patienten unterstützen, die unter Blähungen leiden oder infolge der CED auch Nahrungsmittelintoleranzen entwickelt haben:

Low-FODMAP-Diät

Das Kunstwort **FODMAP** ist die englische Abkürzung für Fermentable Oligo-, Di-, Monosaccharides and Polyols, was mit fermentierbare Oligo-, Di- und Monosaccharide sowie Polyole übersetzt werden kann. Vereinfacht dargestellt sind mit FODMAPs (von Darmbakterien) vergärbare Mehrfachzucker, Doppelzucker (wie Lactose/Milchzucker), Einfachzucker (wie Fructose/Fruchtzucker) und Zuckeralkohole (Süßstoffe) gemeint. FODMAPs können in vielen Nahrungsmitteln vorkommen und werden im Dünndarm nur schlecht resorbiert (aufgenommen). Sie wandern somit zu rasch in den unteren Dünndarm und den Dickdarm, wo sie von Bakterien fermentiert (vergoren) werden. Bei dem Gärungsprozess werden vermehrt Gase freigesetzt, die Schmerzen, Blähungen oder Durchfall auslösen können. Die Low-FODMAP-Diät wurde insbesondere für Personen mit Reizdarm entwickelt. Für einen Zeitraum von sechs bis acht Wochen werden dabei FODMAP-haltige Lebensmittel weitgehend gemieden, bevor dann stufenweise eine Wiedereinführung erfolgt. Dabei werden die Lebensmittel einzeln (immer mit drei Tagen Beobachtungszeit) und in größer werdenden Portionen wieder auf den Speiseplan gesetzt. Wichtig: Bei Low-FODMAP handelt es sich nicht um eine langfristige Ernährungsform, sondern um eine mehrwöchige Phase, in der bestimmte Lebensmittel weggelassen und dann stufenweise wieder eingeführt werden.

Lebensmittel, die vermieden werden sollten	
Fructose (übermäßig)	Früchte (Apfel, Mango, Nashi, Birne, Früchte in Konservendosen in natürlichem Saft, Wassermelone), Süßungsmittel (Fructose, High-Fructose-Maissirup, Maissirup, Honig), konzentrierte Fructose (konzentrierte Fruchterzeugnisse, große Mengen an Früchten, getrocknete Früchte, Fruchtsaft)
Lactose	Kuh-, Ziegen- oder Schafmilch, Vanillepudding, Eiskrem, Joghurt, Käse (weiche ungereifte Käsesorten wie Hüttenkäse, Streichkäse, Mascarpone, Ricotta)
Mehrfachzucker aus Galactose	Gemüse (Bohne, Baked Bean, Kichererbse, Kidney-Bohne, Linse)
Polyole	Apfel, Aprikose, Avocado, Brombeere, Kirsche, Lychee, Nashi, Nektarine, Pfirsich, Birne, Pflaume, Backpflaume, Wassermelone, grüne Paprika, Pilze, Zuckermais, Süßungsmittel (Sorbit, Mannit, Isomalt, Maltit, Xylit)
Mehrfachzucker aus Fructose	Spargel, Rote Bete, Brokkoli, Rosenkohl, Kohl, Aubergine, Fenchel, Knoblauch, Lauch, Okra, alle Zwiebelsorten, Schalotte, Getreide (Weizen und Roggen in großen Mengen, z. B. Brot, Cracker, Kekse, Couscous, Nudeln), Früchte (Zimtapfel, Kaki, Wassermelone), Chicorée, Löwenzahn, Inulin
Erlaubte Lebensmittel	
Früchte	Banane, Blaubeere, Kantelup-Melone, Cranberry, Traube, Grapefruit, Honigmelone, Kiwi, Zitrone, Limone, Mandarine, Orange, Passionsfrucht, Himbeere, Rhabarber, Zuckermelone, Sternanis, Erdbeere
Gemüse	Artischocke, Bambussprosse, Bohnensprosse, Pak Choi, Karotte, Sellerie, Choi Sum, Endivie, Ingwer, grüne Bohne, Kopfsalat, Olive, Pastinake, Kartoffel, Kürbis, rote Paprika, Mangold, Taro, Tomate, Rübe, Yamswurzel, Zucchini

Süßungsmittel	Sucrose, Glucose, künstliche Süßungsmittel, die nicht auf -ol enden, und Zucker in kleinen Mengen, Honigersatz (kleine Mengen von Zuckerrübensirup, Ahornsirup oder Melasse)
Stärkelieferanten	glutenfreies Brot oder glutenfreie Zerealien, Brot aus hundert Prozent Dinkel, Reis, Hafer, Polenta, Arrowroot, Hirse, Flohsamen, Quinoa, Tapioka
Milchprodukte	Milch (lactosefreie Milch, Hafermilch, Reismilch, Sojamilch; auf Zusatzstoffe achten), Käse (Hartkäse, Brie und Camembert), Joghurt (lactosefrei), Eiskremersatz (Sorbet), Butterersatz (z. B. Olivenöl)

Bei Menschen mit chronisch-entzündlichen Darmerkrankungen kann diese Ernährungsform die Entzündungsaktivität nicht beeinflussen und damit auch keine Remission erreichen oder erhalten. Dennoch kann eine Low-FODMAP-Ernährung die täglichen Beschwerden bei CED erleichtern. Denn bei dreißig bis vierzig Prozent der CED-Patienten und -Patientinnen treten bei einem durch Entzündung gereizten und empfindlichen Darm eben auch reizdarmähnliche Beschwerden wie Blähungen, Druckschmerz, Durchfall oder Stuhldrang auf. Zudem haben viele Personen mit chronisch-entzündlichen Darmerkrankungen auch sekundäre Nahrungsmittelintoleranzen wie eine Lactose-, Fructose- oder Sorbitintoleranz (siehe S. 163).

Manche Menschen mit CED können daher zeitweise von einer FODMAP-armen Ernährung profitieren. Um die für einen richtige, verträgliche Auswahl an Lebensmitteln zu finden, ist es daher sehr hilfreich, ein Ernährungstagebuch zu führen (siehe im Anhang) und über einen Zeitraum von vier bis acht Wochen (Auslassphase und Wiedereinführungsphase) die Ernährungsweise und auftretende Beschwerden zu dokumentieren. Generell sollte dies unter ernährungsmedizinischer Betreuung und Beratung erfolgen.

Glutenfreie Ernährung

Gluten, auch Klebereiweiß genannt, ist ein Sammelbegriff für spezielle Eiweiße, die in einigen Getreidesorten wie z. B. Weizen, Roggen oder Gerste vorkommen. In Verbindung mit Flüssigkeit trägt das im Mehl vorhandene Gluten dazu bei, dass ein Teig schön elastisch wird und dass Brot seine Form behält. Etwa ein halbes Prozent der Bevölkerung leidet unter einer nicht heilbaren Glutenunverträglichkeit, der sogenannten **Zöliakie**. Dabei reagieren körpereigene Immunzellen auf den Kontakt mit Gluten und greifen die Darmzotten an. Dadurch können schwere Entzündungen im Darm entstehen. Die einzige Therapie besteht bislang darin, in der Ernährung selbst kleinste Spuren von Gluten zu meiden.

Gluten und Weizen stehen jedoch auch unabhängig von der Zöliakie im Verdacht, Entzündungen im Körper zu fördern oder Trigger für Autoimmunerkrankungen wie z. B. Schilddrüsenentzündungen (Hashimoto) zu sein. Daher meiden auch immer mehr Menschen ohne Zöliakie Gluten und steigen auf eine glutenfreie Ernährung um. Auch ca. fünf Prozent der Personen mit CED ohne Zöliakie ernähren sich glutenfrei, da sie – bislang jedoch ohne wissenschaftlichen Beweis – davon ausgehen, dass diese Ernährungsform bei ihrer Erkrankung günstig ist. Derzeit gibt es jedoch mangels Studien keine allgemeingültige Empfehlung für CED-Patienten und -Patientinnen, sich glutenfrei zu ernähren. Auch kann eine streng glutenfreie Ernährung als Nebenwirkung einen Nährstoffmangel zur Folge haben (vor allem einen Mangel an Eisen, Kalzium, Magnesium und den Vitaminen D, E und B).

MEIN TIPP: **Führt eine glutenfreie Ernährung bei Ihnen als CED-Patient oder -Patientin zu einer rapiden Besserung der Beschwerden, sollten Sie dies mit Ihren behandelnden Ärzten und Ärztinnen besprechen und weiter abklären lassen. Aus Studien wissen wir nämlich, dass bei Personen mit chronisch-entzündlichen Darmerkrankungen das Risiko für Zöliakie etwa vierfach erhöht ist.**

Vegane bzw. vegetarische Ernährung

Bei der vegetarischen bzw. veganen Ernährung steht der weitgehende Verzicht auf tierische Produkte im Vordergrund. Eine westliche Ernährungsweise mit viel tierischen Fetten und Proteinen wird grundsätzlich als eher entzündungsfördernd angesehen. Dagegen wirkt sich eine pflanzlich basierte Kost auch aufgrund des hohen Ballaststoffanteils eher positiv auf das Darmmikrobiom und die Immunregulation im Darm aus. Die Studienlage zu Menschen mit CED ist bei diesem Thema jedoch uneinheitlich: Einige kleinere Studien konnten ein erhöhtes Schubrisiko bei vermehrtem Verzehr von rotem Fleisch zeigen und konnten Vorteile einer eher vegetarischen Kost für den Remissionserhalt feststellen. Im Gegensatz dazu gibt es aber auch Studien, die keinen Zusammenhang zwischen pflanzlicher Ernährung und »Allesfressern« im Hinblick auf den Krankheitsverlauf bei chronisch-entzündlichen Darmerkrankungen sehen. Bei rein veganen bzw. vegetarischen Kostformen ist zudem immer auch auf das Risiko eines Nährstoffmangels zu achten (z. B. eines Mangels an Eisen und Vitamin B_{12}).

Japanische Wissenschaftler haben sich vermehrt mit der Idee einer halbvegetarischen Ernährung (**Semi-vegetarian Diet**) beschäftigt, bei der es sich um eine lactoovovegetarische Ernährungsweise handelt. Das bedeutet, neben Milch und Eiern werden einmal pro Woche Fisch und einmal alle zwei Wochen ein Stück Fleisch verzehrt. Unter einer solchen Diät zeigten Personen mit Morbus Crohn einen verbesserten Remissionserhalt. Insgesamt kommt diese Kostform aber der bei uns verbreiteteren und empfohlenen mediterranen Kost schon recht nahe.

Langfristig schubfrei – zehn Meilensteine für Ihre CED-Ernährung

Nicht alle beschriebenen speziellen Kostformen und Eliminationsdiäten bei chronisch-entzündlichen Darmerkrankungen sind für alle Betroffenen und ihren Alltag passend, notwendig und dauerhaft umsetzbar. Für ein langfristig und mit Genuss umsetzbares Ernährungskonzept bei Morbus Crohn und Colitis ulcerosa braucht es zudem nicht immer eine stark eingeschränkte Ernährung. Basierend auf dem derzeitigen Stand der Wissenschaft und unserem Verständnis von chronisch-entzündlichen Darmerkrankungen finden Sie im Folgenden die wichtigsten zehn Meilensteine für Ihre individuelle CED-Ernährung, die Sie dabei unterstützen kann, langfristig gut und schubfrei mit der Erkrankung im Alltag zu leben.

1. Führen Sie ein Ernährungstagebuch für vier Wochen, um Ihre individuellen Beschwerden und Unverträglichkeiten besser zu verstehen. Eine Kopiervorlage dazu finden Sie im Anhang. Ausgehend von Ihren Aufzeichnungen kann auch Ihr behandelnder Arzt bzw. Ihre behandelnde Ärztin besser nachvollziehen, ob und welche Intoleranzen aufgrund Ihrer CED vorliegen könnten, und auch weitere Testungen veranlassen. Häufige Intoleranzen bei chronisch-entzündlichen Darmerkrankungen sind beispielsweise Lactoseintoleranz, Fructoseintoleranz, Sorbitintoleranz sowie Glutenintoleranz. Manche Betroffene reagieren zudem empfindlich auf histaminhaltige Nahrungsmittel, stark blähende Stoffe oder auch Rohkost und Salat. Wichtig: Die meisten gesetzlichen Krankenkassen übernehmen anteilig die Kosten für eine ernährungsmedizinische Beratung bis zu fünfmal pro Jahr. Voraussetzung dafür ist eine Verordnung durch die behandelnde Ärztin bzw. den behandelnden Arzt.

2. Überfordern Sie Ihren Darm nicht. Nehmen Sie drei nicht zu große Hauptmahlzeiten und zwei Zwischenmahlzeiten zu sich und achten Sie auf eine vielseitige Kost. Nehmen Sie sich Zeit zum Essen, kauen Sie lange und gründlich. Damit ersparen Sie Ihrem Darm zusätzliche Verdauungsarbeit.

3. Wählen Sie schonende Zubereitungsmethoden. Dünsten, Schmoren und Dämpfen (z.B. mit dem Dampfgarer oder dem

Überblick über die häufigsten Nahrungsmittelintoleranzen und die glutenbedingten Beschwerdebilder bei chronisch-entzündlichen Darmerkrankungen

Intoleranzen	Mögliche Symptome	Nicht vertragen werden	Verträgliche Alternativen
Lactose-intoleranz	Blähungen, Durchfall, Bauchschmerzen	Nahrungsmittel mit Milchzucker (Lactose), z. B. in Milch, Joghurt, Quark, Sahne	lactosefreie Milchprodukte
Fructose-intoleranz	Blähungen, Durchfall, Bauchschmerzen	fructosehaltige Nahrungsmittel, z. B. Traube, Birne, Pflaume, Fruchtsaft, Limonade, Smoothie, Mais, Süßkartoffel	fructosearme Obstsorten wie Heidelbeere, Himbeere, Erdbeere, Banane
Sorbit-intoleranz	Blähungen, Durchfall, Bauchschmerzen	sorbithaltige Nahrungsmittel wie z. B. Light-Getränke, Bier, Wein, Obstsaft, Trockenfrüchte, Apfel, Birne, Kirsche	sorbitarme Nahrungsmittel
Histamin-intoleranz	Durchfall, Flush (Hautrötungen), Herzrasen, Bauchschmerzen	z. B. Tomate, Wein, Käse oder Wurstwaren mit langem Reifegrad, Konservenware, Geräuchertes	histaminarme Nahrungsmittel
Zöliakie/ Gluten-sensibilität	Durchfall, Müdigkeit, Eisenmangel, Bauchschmerzen	glutenhaltige Getreidesorten wie z. B. Weizen, Gerste Roggen	glutenfreie Lebensmittel wie Buchweizen, Quinoa, Hirse, Amaranth, Mais

Römertopf) sind verträgliche Garmethoden und erhalten auch die dringend benötigten Vitamine und Spurenelemente am besten. Angebratene oder frittierte Speisen sind meist weniger bekömmlich, ebenso stark gewürzte Speisen oder Geräuchertes. Auch wenn es gesund ist: Salat und Rohkost erfordern mehr Verdauungsarbeit und können zu größeren Problemen führen als gedünstetes Gemüse.

4. Trinken Sie ausreichend. Wasser und Tee sind ideale Durstlöscher und sollten über den Tag verteilt getrunken werden (eineinhalb bis zwei Liter). Auch Kaffee ist erlaubt und hat sich in Studien in Form von Filterkaffee sogar als entzündungshemmend erwiesen. Er kann den Darm aber ganz schön in Schwung bringen und damit zu einer höheren Stuhlfrequenz führen. Vorsicht auch beim Thema Kohlensäure: Diese kann einen empfindlichen Darm reizen und zu mehr Blähungen führen.

5. Meiden Sie Trigger. Die Studienlage zeigt uns relativ klar, dass industriell hochverarbeitete Lebensmittel ein klarer Risiko- und Triggerfaktor sind. Dazu gehören Fast Food, stark zucker- oder fetthaltige Produkte, zu viel Fleisch- und Wurstwaren und tierische Fette, Emulgatoren, Süßstoffe, Carageen, Konservierungsstoffe oder Geschmacksverstärker. Insbesondere die Zusatzstoffe können dem Mikrobiom und der Darmbarriere schaden und das Risiko für erneute Schübe erhöhen. Auch Softdrinks oder Energydrinks können aufgrund ihrer Zusatzstoffe und dem Zusatz von Industriezucker ein Triggerfaktor sein. Natürliche, unverarbeitete Nahrungsmittel, die frisch zubereitet werden, sind die beste Basis für eine Remission.

6. Greifen Sie zu entzündungshemmenden Nahrungsmitteln. Bestimmte Pflanzeninhaltsstoffe (z.B. in Heidelbeeren oder grünem Gemüse) und ein hoher Anteil an Omega-3-Fettsäuren (z.B. in Leinöl, Rapsöl, Walnussöl, Algenöl, Nüssen, Samen und fettreichem Seefisch wie Lachs, Makrele oder Hering) sind ein guter

Schutz vor Entzündungsreaktionen. Daher wird eine **mediterrane Kostform** als gute Basis für eine Ernährung bei CED angesehen und auch von den Fachgesellschaften empfohlen. Vermieden werden sollten entzündungsfördernde Fette, die sich z.B. in Schweinefleisch, Wurstwaren, frittierten oder panierten Speisen oder Backwaren und Fast Food mit hohem Anteil gehärteter Fette finden.

7. Stärken Sie Ihr Mikrobiom. Probiotische Lebensmittel wie Kefir, Buttermilch, Rote Bete, Kimchi und Naturjoghurt (bei Bedarf auch lactosefrei) enthalten wichtige Laktobazillen und Bifidobakterien. Präbiotika können in Form von gedünstetem Chicorée, Schwarzwurzel, Topinambur und einer ballaststoffreichen Ernährung zugefügt werden. Bei Bedarf ist auch ein Zusatz von Flohsamenschalen oder Akazienfasern möglich. Präbiotika sind nicht nur Futter für wichtige Darmbakterien, sondern sie sorgen auch für eine stabile Darmbarriere und fördern die Bildung von wichtigen kurzkettigen und antientzündlichen Fettsäuren wie Butyrat.

8. Nehmen Sie Ballaststoffe zu sich. Das ist wichtig, aber nicht immer einfach. Einerseits sind Ballaststoffe wichtig für das Mikrobiom, die Darmbarriere und die Darmperistaltik. Andererseits sind viele davon mit viel Verdauungsarbeit für den Darm verbunden und damit in empfindlichen und gereizten Därmen oft Auslöser von Blähungen und Völlegefühl. Daher sollten sanfte und gut verdauliche Ballaststoffe in moderaten Mengen gewählt werden, wie z.B. sehr fein vermahlene Vollkornprodukte (Brot oder Müsli), gemahlene Nüsse und gut verträgliche Gemüsesorten wie Fenchel, Zucchini, Karotten oder Kürbis, Haferflocken oder Reisflocken.

9. Vermeiden Sie Mangelzustände. An CED Erkrankte haben aufgrund der verminderten Resorptionsfähigkeit im Darm ein höheres Risiko, mit dem normalen Essen nicht ausreichend Makro- und Mikronährstoffe aufzunehmen. Daher ist die Auswahl der Lebensmittel umso wichtiger: Frische Kost mit einem hohen Vitamin- und Mineralstoffanteil, Nahrungsmittel für die Kalziumversorgung (kalziumhaltiges Mineralwasser und Milchprodukte), eine ausreichende Versorgung mit Eiweiß (Milchprodukte, Ei, Geflügel und pürierte Erbsen) sowie insgesamt ausreichend Kalorien sind eine wichtige Grundlage.

10. Es gibt keine Verbote! Bei allen Anregungen und Empfehlungen ist Essen immer noch Genuss und wichtiger Anlass für soziale Interaktion. Dazu gehört auch, Momente und Feste zu genießen, ebenso wie besondere, aber eher ungesunde Lebensmittel oder Alkohol in Maßen. Angst vor dem Essen ist ein schlechtes Konzept, aber aus Sorge vor dem Schub leider oftmals Realität bei Menschen mit chronisch-entzündlicher Darmerkrankung. Lassen Sie sich beraten und anregen und versuchen Sie, Ihrem Bauchgefühl wieder mehr zu vertrauen als strengen Diäten.

Empfehlenswerte und eher zu vermeidende Nahrungsmittel bei chronisch-entzündlichen Darmerkrankungen

Lebensmittel	Gut geeignet und verträglich	Nicht empfehlenswert
Brot, Getreide, Backwaren, Beilagen	Dinkeltoast, helles Mischbrot, fein gemahlenes helles Vollkornbrot, Hafer, Haferflocken, Hirse, Zwieback, gekochte Kartoffel, Nudeln, Reis, Reisflocken, Grieß	grobes Vollkornbrot, schweres Roggenbrot, frisches Hefegebäck oder Aufbackbrötchen, Fertigbrot, Bratkartoffeln, Pommes frites, Kroketten, Knabberzeug
Gemüse	gedünstete Zucchini, Fenchel, Karotte, Kürbis, Spinat, Mangold, Erbsen, Rote Bete, Feldsalat, Schwarzwurzel, Chicorée, Endivie, fermentiertes Gemüse/Kimchi	Zwiebel, Knoblauch, Lauch, Grünkohl, Wirsing, Rosenkohl, Blumenkohl, Sauerkraut, Bohne, Hülsenfrüchte, Rohkost

Lebensmittel	Gut geeignet und verträglich	Nicht empfehlenswert
Obst	Banane, Heidelbeere, Erdbeere, Himbeere, Aprikose, Honigmelone	Traube, Trockenobst, Orange, Smoothie, Kirsche, Zwetschge, unverdünnter Obstsaft
Fette und Öle	Leinöl, Walnussöl, Rapsöl (zum Braten), Olivenöl, Butter	Schmalz, Margarine
Wurstwaren, Fleisch	fettarme Wurstsorten, weißes Fleisch (Huhn, Pute)	fettes Fleisch, Schweinefleisch, Bratwurst, Gegrilltes, fette Wurstwaren
Fisch (zwei- bis dreimal pro Woche)	Lachs, Hering, Thunfisch, Seelachs, Kabeljau, Zander, Scholle, Krabben	panierter Fisch, Fischkonserven
Milchprodukte, Ei	Rührei, hartgekochtes Ei, fettarmer Quark, Milch, Naturjoghurt, Dickmilch, Kefir, Buttermilch, Käse	fetter Käse, Sahne, Spiegelei
Nüsse, Samen	Chiasamen, Walnuss, Cashewnuss, Mandel	gesalzene Erdnuss
Süßes	Honig, Ahornsirup	Süßstoffe (Sorbit, Lactit, Isomalt)
Getränke	Wasser, Tee, Kaffee, verdünntes Saftschorle	Limonade, Light-Getränke, Energydrinks, säurehaltiger Saft, unverdünnter Fruchtsaft, Alkohol

Extra: Rezeptvorschläge bei chronisch-entzündlicher Darmerkrankung

Klassiker im akuten Schub

Karottensuppe nach Moro

Diese Karottensuppe geht auf den Kinderarzt Ernst Moro zurück, der Anfang des 20. Jahrhunderts diese Rezeptur bei Kindern mit schweren Durchfallerkrankungen mit großem Erfolg anwandte. Heute wissen wir, dass das lange Kochen der Karotten Oligogalacturonide freisetzt, die eine positive Wirkung auf die Darmschleimhaut haben.

Zubereitungszeit: 70 Minuten
Zutaten für 2 Personen (Hauptmahlzeit)

- 500 g Möhren
- 1 l Wasser
- 3 g Salz

Die Karotten gründlich schälen, mit einem Liter Wasser in einen Topf geben und sechzig Minuten lang bei mittlerer Temperatur ohne Deckel weichkochen (auf ca. 200 Milliliter herunterkochen). Anschließend die weichen Karotten durch ein Sieb drücken oder pürieren. Mit kochendem Wasser wieder auf einen Liter auffüllen und salzen.

Tipp: Das Grundrezept der Suppe kann nach Belieben variiert werden, z.B. durch die Zugabe von frischen Kräutern oder einen Schuss Leinöl. Ebenso kann für eine erhöhte Kalorienzufuhr auch lactosefreie Sahne oder Kokosmilch zugesetzt werden.

Kartoffelsuppe

Zubereitungszeit: ca. 30 Minuten
Zutaten für 2 Personen (Hauptmahlzeit)

- 600 g Kartoffeln (mehligkochend)
- 650 ml Wasser
- 1 Würfel Bio-Gemüsebrühe
- 100 g lactosefreier Frischkäse oder Schmand
- 1/2 TL Majoran (gerebelt)
- Salz, Pfeffer

Die Kartoffeln schälen und in grobe Würfel schneiden. Die Gemüsebrühe aus Wasser und Brühwürfel in einem Topf herstellen. Kartoffeln hinzugeben und mit der Brühe bei geschlossenem Deckel etwa zwanzig Minuten kochen lassen. Dann die Kartoffeln mit einem Pürierstab zerkleinern und pürieren. Die Suppe mit Salz, Pfeffer und Majoran abschmecken. Zum Schluss den Frischkäse (bzw. Schmand) unterheben und verrühren.

Tipp: Die Suppe kann auch mit gerösteten Dinkel-Croutons serviert werden. Dazu Dinkeltoast in kleine Würfel schneiden und in einer Pfanne mit Rapsöl knusprig anbraten. Damit die Suppe garnieren.

Möhrenrisotto

Zubereitungszeit: 45 Minuten
Zutaten für 4 Personen

- 400 g Möhren
- 300 g Risottoreis
- 2 EL Rapsöl
- 1 l Wasser
- 1 Würfel Bio-Gemüsebrühe

- 50 mg Parmesan
- frischer Schnittlauch
- Salz, Pfeffer

Möhren waschen, schälen und in Scheiben schneiden, Schnittlauch zerkleinern. Gemüsebrühe in einem Topf aus Wasser und Brühwürfel zubereiten. Risottoreis mit Rapsöl kurz in einem zweiten Topf bei hoher Temperatur anrösten, bis der Reis glasig wird. Dann mit 200 Millilitern der Brühe ablöschen.

Nach und nach die restliche Brühe hinzugeben und unter Rühren etwa fünfzehn Minuten bei mittlerer Hitze köcheln lassen. Dann die Möhren hinzugeben und weitere fünfzehn Minuten köcheln lassen. Nun das Risotto mit Salz und Pfeffer abschmecken und den Parmesan unterheben. Nun den frischen Schnittlauch beigeben.

Tipp: Nach Belieben kann noch mit einem Löffel Olivenöl oder einem Schuss lactosefreier Sahne der Kalorienanteil erhöht werden.

Bananen-Heidelbeer-Porridge

Zubereitungszeit: 15 Minuten
Zutaten für 2 Personen

- 400 ml lactosefreie Milch oder Hafermilch
- 50 g Haferflocken
- 1 reife Banane
- 120 g Heidelbeeren (frisch oder Tiefkühlware)
- Ahornsirup
- Zimt

Die Milch mit den Haferflocken in einem Topf zum Kochen bringen. Dann für weitere zehn Minuten bei niedriger Temperatur köcheln und quellen lassen, bis eine cremige Konsistenz erreicht ist. Den Porridge abkühlen lassen, in lauwarmem Zustand mit den gewaschenen Heidelbeeren und der zerkleinerten Banane vermengen. Mit Ahornsirup und Zimt abschmecken.

Rezeptideen für die Remission

Frühstück

Lachs-Rührei auf Dinkeltoast

Zubereitungszeit: 20 Minuten
Zutaten für 2 Personen

- 100 g geräucherter Bio-Lachs (in Streifen geschnitten)
- 4 Bio-Eier
- Salz und Pfeffer
- 1 EL Rapsöl
- 2 Scheiben Dinkeltoast
- frischer Schnittlauch oder Dill

Den Lachs in feine Streifen schneiden, Schnittlauch bzw. Dill zerkleinern. Die Eier verquirlen, mit Salz und Pfeffer würzen. Dinkeltoast toasten. In einer Pfanne das Rapsöl erhitzen, die verquirlten Eier zugeben und unter leichten Rührbewegungen mit dem Kochlöffel stocken lassen, dann die Lachsstreifen untermengen. Das fertige Rührei auf dem getoasteten Dinkelbrot verteilen, mit Schnittlauch oder Dill garnieren und servieren.

Aprikosen-Müsli mit Leinsamen

Zubereitungszeit: 20 Minuten
Zutaten für 2 Personen

- 2 EL geschrotete Leinsamen
- 1 EL Mandelblättchen

- 3 frische Aprikosen
- 2 Äpfel
- 1 Banane
- Saft einer Limette
- 1 EL Honig
- 100 g Naturjoghurt

Aprikosen und Äpfel waschen und entkernen. Die geschälten Äpfel reiben. Die Aprikosen und Bananen in kleine Würfel schneiden und mit den geriebenen Äpfeln, dem Limettensaft und dem Honig vermengen. Dann Leinsamen und Mandelblättchen hinzugeben. Mit Naturjoghurt servieren.

Hauptmahlzeiten

Auberginen-Tomaten-Nudeln

Zubereitungszeit: 35 Minuten
Zutaten für 2 Personen

- 200 g Dinkelnudeln (Penne oder Spiralnudeln)
- 1 Aubergine
- 400 g geschälte Tomaten aus der Dose
- 2 Möhren
- 3 EL natives Olivenöl
- Salz und Pfeffer
- frischer Basilikum (klein geschnitten)
- ½ TL Oregano
- 50 g frischer Parmesan
- 2 EL lactosefreie Sahne oder Schmand

Die Karotten und die Aubergine in kleine Würfel schneiden, mit Olivenöl in eine Pfanne geben und anbraten. Nun die geschälten Tomaten dazugeben und mit Salz, Pfeffer, Oregano und Basilikum würzen. Bei mittlerer Temperatur zehn Minuten köcheln lassen. In der Zwischenzeit die Nudeln in Salzwasser al dente kochen, abgießen und in die Pfanne zur Sauce hinzugeben. Zum Schluss Sahne zugeben und nach Belieben mit frischem Parmesan garnieren.

Couscous-Salat mit Hähnchenbrustfilet

Zubereitungszeit: 45 Minuten
Zutaten für 2 Personen

- 1 mittelgroße Zucchini
- 200 g Möhren
- 1 Apfel
- 80 g Couscous
- 30 g frischer Basilikum
- Olivenöl
- 1 TL milder Balsamicoessig
- 1 Handvoll frischer Walnüsse
- Salz und Pfeffer
- 300 g Bio-Hähnchenbrustfilet

Couscous nach Packungsanleitung mit kochendem Wasser übergießen und quellen lassen. Möhren, Zucchini und Apfel schälen und in kleine Würfel schneiden. Zwei Esslöffel Olivenöl in einer Pfanne erhitzen und die Würfel ca. zwei Minuten bei mittlerer Temperatur unter beständigem Wenden erhitzen.

Couscous abgießen und gemeinsam mit den Gemüsewürfeln in eine Schüssel geben. Mit Salz und Pfeffer abschmecken und mit Basilikum sowie einem Esslöffel Olivenöl und einem Teelöffel mildem Balsamicoessig vermengen und ziehen lassen.

Hähnchenbrustfilet sorgfältig waschen und abtupfen, in Streifen schneiden, in einer Pfanne mit erhitztem Olivenöl gut durchbraten und mit Salz und Pfeffer abschmecken.

Den Couscoussalat mit den gebratenen Hähnchenbruststreifen servieren und mit den frischen Walnüssen garnieren.

Tipp: Die Hähnchenbrust kann auch gut durch gebratenen Tofu ersetzt werden.

Rote-Bete-Apfel-Salat

Zubereitungszeit: 20 Minuten
Zutaten für 2 Personen

- 250 g Rote Bete (gibt es bereits fertig geschält und gekocht)
- 2 große Äpfel
- 100 g Naturjoghurt (bei Bedarf lactosefrei)
- 1 EL Zitronensaft
- Dillkräuter
- 1 EL Olivenöl
- Pfeffer und Salz

Rote Bete und Äpfel schälen, beides dünn raspeln und vermengen. Joghurt, Olivenöl, Zitronensaft und Dillkräuter vermischen und mit Pfeffer und Salz abschmecken. Den Rote-Bete-Apfel-Salat gut mit der Joghurtsauce durchmischen und anrichten. Dazu passen beispielsweise auch gut zwei Scheiben frisches Dinkelbrot.

Milde Hähnchen-Reis-Pfanne

Zubereitungszeit: 30 Minuten
Zutaten für 2 Personen

- 200 g Hähnchenbrustfilet
- 120 g Vollkornreis
- 2 kleine Karotten (gerieben)
- 1 TL Rapsöl
- 200 ml Gemüsebrühe
- 5 g frischer Dill

Den Reis nach Packungsanleitung in Wasser kochen oder im Dampfgarer bzw. Reiskocher zubereiten. Karotten mit einer Küchenreibe zerkleinern. In der Zwischenzeit Hähnchenbrustfilet in kleine Stücke schneiden und in Rapsöl in einer Pfanne leicht anbraten. Geriebene Karotten dazugeben und kurz andünsten. Alles mit 200 Milliliter Gemüsebrühe ablöschen und etwa zehn Minuten bei mittlerer Hitze köcheln lassen. Zum Schluss gekochten Reis und fein gehackten Dill unterheben und das Gericht warm servieren.

Tipp: Für eine fleischfreie, aber dennoch eiweißreiche Variante kann auch Tofu oder Lachsfilet verwendet werden.

Aufbauende Gerstensuppe

Zubereitungszeit: 45 Minuten
Zutaten für 2 Personen

- 0,5 l Wasser
- 1 Würfel hefefreie Gemüsebrühe
- 500 g Gerstengraupen
- 100 g Kartoffeln
- 2 Karotten
- 2 TL Olivenöl
- 1 Prise Salz
- ½ TL Kümmel, gemahlen
- 10 g frische Petersilie

Die Graupen mit kaltem Wasser in einem Sieb abspülen. Dann die Graupen in einen Topf geben und mit einem Würfel Gemüsebrühe, 500 Milliliter Wasser und Salz zum Kochen bringen. Nun zwanzig Minuten auf mittlerer Hitze köcheln lassen und gelegentlich umrühren. In der Zwischenzeit Kartoffeln und Karotten waschen, schälen und in kleine Stücke schneiden. Petersilie waschen und fein hacken. Nach zwanzig Minuten Kochzeit die

Möhren- und Kartoffelstücke in den Topf geben und für weitere 25 Minuten gemeinsam mit den Graupen kochen. Am Ende das Olivenöl und das Kümmelgewürz sowie die Petersilie hinzufügen.

Für den süßen Hunger

Hafer-Bananen-Brei

Zubereitungszeit: 15 Minuten
Zutaten für 2 Personen

- 40 g zarte Haferflocken
- 200 ml lactosefreie Milch oder Pflanzenmilch (z. B. Hafermilch)
- 1 reife Banane
- 1 TL Honig

Haferflocken mit der Milch in einem kleinen Topf für fünf Minuten aufkochen, dann unter gelegentlichem Rühren etwa fünf Minuten köcheln lassen, bis ein Brei entsteht. Dann den Topf vom Herd nehmen. Banane schälen, zerdrücken und unter den Brei heben und mit Honig süßen. Warm genießen!

CED in allen Lebenslagen

Impfungen und Infektionen

Standardimpfungen

CED-Patientinnen und -Patienten haben aufgrund ihrer entzündlichen Erkrankung ein erhöhtes Risiko für Infektionskrankheiten. Zudem können die Medikamente, die sie einnehmen müssen, hemmend auf das Immunsystem wirken (siehe S. 87). Das trifft vor allem auf Steroide, Immunsuppressiva und Biologika zu. Sie können das Risiko für Infektionserkrankungen bei Menschen mit chronisch-entzündlicher Darmerkrankung erhöhen, und Infekte können schwerer verlaufen. Vor dem Start einer CED-Therapie ist es daher sehr wichtig, den aktuellen Impfschutz zu überprüfen und bei Bedarf aufzufrischen.

Wenn keine medizinischen Gründe dagegensprechen, sollten alle Personen mit Morbus Crohn oder Colitis ulcerosa die von der Ständigen Impfkommission (STIKO) am Robert-Koch-Institut in Berlin empfohlenen Standardimpfungen erhalten. Die meisten dieser Impfungen werden bereits im Kindes- und Jugendalter durchgeführt und bei bestehender Grundimmunisierung im Erwachsenenalter aufgefrischt. Fehlt die Grundimmunisierung, sollte sie nachgeholt werden. Die Empfehlungen werden jährlich aktualisiert und sind auf der Website des Robert-Koch-Instituts einzusehen. Neben den Standardimpfungen, z.B. gegen Tetanus, Diphtherie, Pertussis (Keuchhusten), Poliomyelitis (Kinderlähmung), Mumps, Masern, Röteln, Hepatitis B und Pneumokokken, werden für Menschen mit einem erhöhten Infektionsrisiko aufgrund einer immunsuppressiven Therapie noch zusätzliche Impfungen empfohlen.

Die STIKO empfiehlt Personen unter einer Immunsuppression (Stand 2024) ganz besonders Impfungen gegen:

- Pneumokokken,
- Influenza,
- Meningokokken ACWY und B,
- Hepatitis B,
- Herpes zoster,
- COVID-19.

Jährlich neuer Schutz gegen Grippe und Corona

Für Menschen mit chronisch-entzündlicher Darmerkrankung wird die Grippeimpfung jährlich empfohlen, da der Impfstoff jedes Jahr an die aktuellen Virusvarianten angepasst wird. Es ist ratsam, im Herbst vor Beginn der neuen Grippesaison die Impfung vorzunehmen. Die STIKO empfiehlt (Stand 2024) zusätzlich für CED-Patienten und -Patientinnen eine jährliche Auffrischungsimpfung gegen COVID-19 im Herbst. Menschen mit chronisch-entzündlicher Darmerkrankung zählen zu den Risikogruppen, bei denen insbesondere unter einer Immunsuppression ein schwerer COVID-19-Verlauf wahrscheinlicher ist. Daher ist die regelmäßige Auffrischung des Impfschutzes von besonderer Bedeutung. Die bisher zugelassenen COVID-19-Impfstoffe gehören zu den Totimpfstoffen und können daher auch unter CED-Therapie angewandt werden. Die Angst, dass eine COVID-19-Impfung einen neuen Schub auslösen kann, hat sich dabei in großen Studien als unbegründet herausgestellt.

Gürtelrose vorbeugen

Eine weitere wichtige Standardimpfung für Menschen mit CED ist der Schutz vor Gürtelrose (**Herpes zoster**). Die Gürtelrose ist eine sehr unangenehme Infektionskrankheit, die sich mit bläschenartigem Ausschlag auf der Haut und starken Schmerzen (Neuralgien) bemerkbar macht. Ausgelöst wird diese Infektion durch eine Reaktivierung des Varizella-zoster-Virus im Körper.

Dieses Virus verursacht bei Kindern Windpocken und kann nach einer Infektion in den Nervenzellen des Körpers unbemerkt schlummern. Zu einem späteren Zeitpunkt – z. B. in höherem Lebensalter oder bei einem geschwächten Immunsystem – kann es reaktiviert werden und Gürtelrose auslösen. Die Impfung gegen Gürtelrose wird generell ab dem 60. Lebensjahr empfohlen. Menschen mit Morbus Crohn oder Colitis ulcerosa sollten sie unter einer Therapie mit Biologika, insbesondere JAK-Inhibitoren, auch schon in jüngeren Lebensjahren erhalten.

Impfungen vor Immunsuppression

Wichtig ist der Blick in den Impfpass ganz besonders vor Beginn einer Immunsuppression, da unter einer laufenden Therapie nicht mehr alle Impfungen möglich sind. Der Grund: Prinzipiell unterscheidet man bei Impfungen Totimpfstoffe von Lebendimpfstoffen.

Totimpfstoffe enthalten die nicht mehr vermehrungsfähigen Bakterien oder Viren. Lebendimpfstoffe dagegen enthalten geringe Mengen von vermehrungsfähigen Bakterien oder Viren, die jedoch so abgeschwächt wurden, dass sie die Erkrankung nicht mehr auslösen können. Die meisten Standardimpfungen verwenden Totimpfstoffe, die auch bei immunsuppressiven Therapien sicher sind.

Impfungen mit **Lebendimpfstoffen** dagegen dürfen nicht während einer immunsuppressiven Therapie, nicht kurz davor und auch nicht bis zu drei Monate danach durchgeführt werden. Bei Personen mit einem durch Medikamente unterdrückten Immunsystem besteht dabei die Gefahr, dass diese geringen Mengen an Keimen sich im Organismus vermehren und eine Infektion auslösen können. Zu den wichtigsten Lebendimpfstoffen gehören Impfstoffe gegen Masern, Mumps, Röteln und Varizellen (Windpocken) sowie als Reiseimpfung die Gelbfieberimpfung.

Schutz vor Infektionen unter Immunsuppression

Nicht alle für Immunsupprimierte gefährlichen Infektionen können durch eine Impfung verhindert werden. So sind derzeit beispielsweise keine Impfungen gegen Tuberkulose, Pilzerkrankungen, Zytomegalievirus (CMV) und Toxoplasmose möglich bzw. verfügbar. CED-Patienten und -Patientinnen unter Immunsuppression sollten daher einige Hinweise zum Schutz vor Infektionen beachten:

- **Sorgfältige Händehygiene:** Dies ist eine der effektivsten Schutzmaßnahmen, insbesondere nach direktem Kontakt mit anderen Menschen oder Tieren sowie nach der Abfallentsorgung.
- **Mehr Vorsicht in der Küche und beim Essen:** Dazu gehört vor allem der Verzicht auf rohe Fleisch- und Wurstwaren (z. B. Mettwurst, Tartar oder blutiges Steak) und Rohmilchprodukte.
- **Vorsicht vor Schimmelpilzinfektionen:** Schimmelpilze und ihre Sporen lauern beispielsweise bei der Gartenarbeit in Blumenerde, Rindenmulch, Kompost oder Biomüll.
- **Frühzeitige Kontaktaufnahme mit dem Arzt:** Bemerken Sie Symptome wie Fieber, Schmerzen, Husten oder Ähnliches, so nehmen Sie bitte frühzeitig Kontakt mit Ihrer Ärztin bzw. Ihrem Arzt auf.

CED auf Reisen

Endlich Urlaub – auch und insbesondere für Menschen mit CED die Gelegenheit zur Erholung, um Abstand vom manchmal anstrengenden Alltag zu gewinnen. Eine gute Planung und die Beachtung einiger wichtiger Aspekte können helfen, auch bei einer chronischen Erkrankung und trotz Therapie schöne und unbeschwerte Urlaubstage genießen zu können.

Grundsätzlich spricht für Betroffene, die in einer stabilen Remission sind, nichts gegen eine Fernreise bzw. Flugreise. Patienten und Patientinnen, die sich in einer eher entzündlichen Phase befinden, sollten im Vorfeld darauf achten, dass in ihrem gewünschten Reiseland die medizinische Versorgung gewährleistet ist. Wichtig für beide: Eine **Auslandskrankenversicherung** bzw. Reiseabbruchversicherung kann helfen, im Falle eines Schubes während der Reisezeit finanziellen Ärger zu vermeiden. Bei einigen Versicherungsanbietern sind jedoch chronische Vorerkrankungen ein Ausschlusskriterium.

Für die Auswahl des Reiselands spielt insbesondere bei Personen unter einer immunsuppressiven Therapie auch das Thema Infektionen eine Rolle. So sollten diese Personen Reisen in Tuberkulose-Risikogebiete möglichst vermeiden und sich im Vorfeld zu **Reiseimpfungen** beraten lassen. Die Empfehlungen für Reiseimpfungen sind abhängig von dem Land und der Art der Reise und finden sich beispielsweise auf der Website des Auswärtigen Amtes oder tropenmedizinischer Institute. Die hausärztliche Praxis kann dazu beraten, es gibt aber auch Impfberatungen in den Gesundheitsämtern und bei Tropenmedizinern und -medizinerinnen. Vorsicht: Auch bei Reiseimpfungen muss bei gleichzeitiger Immunsuppression bzw. Biologikatherapie zwischen Tot- und Lebendimpfstoffen unterschieden werden. So sind z. B. Lebendimpfstoffe gegen Gelbfieber oder Tollwut unter einer laufenden Biologikatherapie nicht möglich. Ungeimpfte sollten daher Reisen in Gelbfieber-Risikogebiete vermeiden.

Gerade vor einer längeren Reise ist es wichtig, sich vom behandelnden Arzt oder von der behandelnden Ärztin genügend **Medikamente** bzw. Verbrauchsmaterial verschreiben zu lassen, um für die Reisedauer abgesichert zu sein. Bei einigen Medikamenten ist es insbesondere auf Flugreisen erforderlich, dass die Ärztin oder der Arzt vor Reiseantritt ein Attest über die Notwendigkeit der mitzuführenden Medikamente und des Zubehörs (Pens, Spritzen) ausstellt – am besten in Deutsch und Englisch. Einige Medikamente müssen gekühlt aufbewahrt werden. Daher sollte in dem Attest auch die Notwendigkeit einer kontinuierlichen Kühlung vermerkt sein. Medikamente sollten generell im Handgepäck transportiert werden, da die zu niedrigen Temperaturen im Frachtraum sie unbrauchbar machen können. Machen Sie sich also vor Reisebeginn mit den spezifischen Anforderungen Ihres Medikaments vertraut und prüfen Sie, ob eine dauerhafte Kühlung notwendig ist (und daher auch besonderes Verpackungsmaterial wie eine Kühltasche im Handgepäck benötigt wird) oder ob das Medikament (wie z.B. einige Biologika-Pens) nach Anbruch einige Wochen bei Raumtemperatur gelagert werden kann.

Programme zur Patientenunterstützung der Pharmaindustrie

Viele große Pharmafirmen, die Biologika für die Behandlung des Morbus Crohn und der Colitis ulcerosa entwickeln, haben mittlerweile eigene Patientenportale für weiterführende Informationen nicht nur zu den Medikamenten, sondern auch zu vielfältigen Themen rund um das Leben mit chronisch-entzündlicher Darmerkrankung. Besonders interessant können auch Unterstützungsangebote für das Reisen sein, z. B. durch die Bereitstellung von Zertifikaten oder Kühlutensilien für die Medikamente.

MEIN TIPP: **Last but not least: Ein guter und hoher UVA/UVB-Sonnenschutz ist für alle Reisen in sonnige Regionen wichtig, ganz besonders aber für Personen unter einer Immunsuppression bzw. Biologikatherapie, da bei ihnen das Hautkrebsrisiko erhöht sein kann.**

Sexualität und CED

Chronisch-entzündliche Darmerkrankungen betreffen vor allem junge Menschen in einer Lebensphase, in der auch die Themen Sexualität und Beziehung sowie Familienplanung und Kinderwunsch eine große Rolle spielen.

Sexualität

Manchmal machen es die Begleiterscheinungen einer CED schwer, körperliche Nähe zuzulassen und eine sexuelle Beziehung einzugehen. Damit sind nicht nur sichtbare Veränderungen wie ein künstlicher Darmausgang oder die Angst vor Schmerzen durch Fisteln im Anal- und Genitalbereich gemeint. Auch Operationen oder Medikamente können bei Betroffenen als Lustkiller wirken. Da hilft nur eines: Offenheit. Sprechen Sie mit Ihrem behandelnden Arzt bzw. Ihrer behandelnden Ärztin über die Auswirkungen, die Ihr Morbus Crohn oder Ihre Colitis ulcerosa auf Ihre Partnerschaft bzw. Ihr Sexualleben hat. Lassen Sie sich zu Hilfemöglichkeiten beraten und beziehen Sie auch Ihren Partner oder Ihre Partnerin in Ihre Gedanken und Sorgen mit ein.

Verhütung

Auch das Thema Verhütung ist wichtig. Grundsätzlich können junge Menschen mit chronisch-entzündlichen Darmerkrankungen auf die gleichen Methoden zur Empfängnisverhütung zurückgreifen wie gesunde Menschen. Allerdings gibt es einige Punkte zu beachten:

- Viele junge Frauen verhüten derzeit mit der **Pille**. Dabei werden geringe Mengen an Hormonen eingenommen, die einen Eisprung und somit die Entstehung einer Schwangerschaft verhindern. Da die Pille oral, also über den Magen-Darm-Trakt eingenommen wird, kann das bei CED-Patientinnen mit Durchfällen jedoch zu einer verminderten Aufnahme des Wirkstoffs aus dem Darm führen, wodurch die Sicherheit dieser Verhütungsmethode eingeschränkt sein kann. Als Alternative kommen die zusätzliche Verhütung mit Kondomen oder andere hormonelle Präparate wie z.B. Spirale, Stäbchenimplantate, Vaginalringe oder Dreimonatsspritzen infrage. Bei diesen werden die Hormone nicht über den Magen-Darm-Trakt, sondern über die Haut bzw. Schleimhaut aufgenommen. Lassen Sie sich daher von Ihrem Frauenarzt oder Ihrer Frauenärztin über die verschiedenen Möglichkeiten der Verhütung beraten.

- CED-Patientinnen mit einer hohen Krankheitsaktivität haben auch ein leicht erhöhtes Risiko für **Thrombosen**, also für die Bildung von Blutgerinnseln in den Venen. Patientinnen, die weitere Risikofaktoren für eine Thrombose haben (Rauchen, Übergewicht oder Thromboseerkrankungen in der Familie), sollten daher bei hormonellen Verhütungsmethoden vorsichtig sein, da diese zusätzlich das Thromboserisiko erhöhen.
- Patientinnen, die gleichzeitig **eine primär sklerosierende Cholangitis** (PSC) haben (eine Entzündung der Gallenwege), sollten hormonelle Präparate vermeiden, die über die Leber abgebaut werden.
- Bei akuten Schüben kommt es oftmals auch zu hormonellen Schwankungen, die den Monatszyklus verschieben können. Eine **natürliche Empfängnisverhütung** auf der Basis, dass die fruchtbaren Tage nach dem Kalender errechnet werden, ist daher nur sehr eingeschränkt möglich und keine sichere Verhütungsmethode.

Kinderwunsch und Schwangerschaft

Chronisch-entzündliche Darmerkrankungen sind Erkrankungen, die aufgrund ihres Auftretens in jungen Lebensjahren auch das Thema Kinderwunsch und Familienplanung von Menschen mit Morbus Crohn und Colitis ulcerosa stark beeinflussen können. Viele Betroffene machen sich Gedanken, ob sie mit einer chronisch-entzündlichen Erkrankung überhaupt schwanger werden können oder sollen, ob es zu Nebenwirkungen durch die medikamentöse Therapie kommt oder ob eine Schwangerschaft besondere gesundheitliche Risiken für CED-Patientinnen mit sich bringt.

Zunächst einmal: Auch CED-Patientinnen können schwanger werden. Ist die Patientin in einer stabilen entzündungsfreien Remission, funktioniert das in der Regel genauso gut wie bei gesunden Frauen ähnlichen Alters. Es gibt allerdings Situationen, in denen die **Fruchtbarkeit** (Fertilität) durch die chronisch-entzündliche Darmerkrankung sowohl bei Frauen als auch bei Männern eingeschränkt sein kann. Dazu gehören:

- Patientinnen mit einer hohen Entzündungsaktivität im akuten Schub,
- Patientinnen mit einem ausgeprägten Gewichtsverlust und Mangelzuständen durch die Erkrankung, die zu hormonellen Verschiebungen und Zyklusstörungen führen können,
- Patientinnen mit chronischem Eisenmangel (Anämie),
- Patientinnen, bei denen der Dickdarm entfernt wurde und ein Pouch oder ein Stoma angelegt wurde (bei vielen Patientinnen ist nach ausgedehnten Beckenoperationen die Fruchtbarkeit vorübergehend eingeschränkt, bei ca. zehn Prozent der Patientinnen jedoch auch langfristig),
- Männer, die mit Sulfasalazin-Präparaten behandelt werden (bei ihnen kann es zu einer vorübergehenden Unfruchtbarkeit kommen, die sich ca. zwei Monate nach Absetzen des Medikaments wieder normalisiert).

Vor einer geplanten Schwangerschaft ist es daher sinnvoll, mit den behandelnden Ärztinnen und Ärzten das Gespräch zu suchen, mögliche Mangelzustände (z. B. Eisen, Zink, Folsäure) auszugleichen oder auch erforderliche diagnostische Untersuchungen (wie z. B. eine Darmspiegelung) durchführen zu lassen. Besonders wichtig ist dabei auch die Besprechung der medikamentösen Therapie in der Schwangerschaft und der anschließenden Stillzeit.

MEIN TIPP: **Auch Männer sollten sich hinsichtlich der Konsequenzen der medikamentösen Therapie oder auch operativer Verfahren (Pouch-Anlage) auf ihre Fruchtbarkeit (Fertilität) sowie mögliche Auswirkungen auf das Kind beraten lassen.**

Der beste **Zeitpunkt** für eine Schwangerschaft ist die stabile Remission, also eine entzündungsfreie Ruhephase der Erkrankung. Schwangerschaften, die bei chronisch-entzündlicher Darmerkrankung unter entzündungsfreien Bedingungen entstehen, haben die besten Voraussetzungen für einen unkomplizierten Verlauf und unterscheiden sich hinsichtlich Komplikationen nicht von denen bei darmgesunden Frauen. Eine hohe Entzündungsaktivität bei Morbus Crohn und Colitis ulcerosa zum Zeitpunkt der Zeugung ist dagegen mit einer erhöhten Rate an Komplikationen verbunden (Fehlgeburten, Frühgeburten oder Erkrankungen der Mutter) und daher nicht ideal.

Viele CED-Patientinnen machen sich große Sorgen bezüglich der **medikamentösen Therapie** in der Schwangerschaft. Das größte Risiko für Mutter und Kind ist bei chronisch-entzündlicher Darmerkrankung jedoch ein entzündlicher Schub in der Schwangerschaft und meist nicht die Medikation. Das wichtigste Ziel in der Behandlung während der Schwangerschaft ist es, einen neuen Schub und damit Komplikationen wie z. B. eine Früh- oder Fehlgeburt zu vermeiden. Welche Therapie für die werdende Mutter die richtige ist und wie lange in der Schwangerschaft therapiert wird, hängt von sehr vielen Faktoren ab und kann nur im Einzelfall im Rahmen einer eingehenden Beratung durch den Spezialisten gemeinsam mit der werdenden Mutter entschieden werden:

- Für manche Medikamente wie z. B. Kortisonpräparate, 5-ASA-Präparate oder auch die anti-TNF-alpha-Antikörper liegen bereits genügend Daten vor, die eine sichere Anwendung während der Schwangerschaft belegen. **Anti-TNF-alpha-Antikörper** können in den ersten zwei Trimestern der Schwangerschaft die Plazentaschranke (also die Mutterkuchenverbindung zum Blutkreislauf des ungeborenen Kindes) nicht überschreiten; erst im letzten Schwangerschaftsdrittel kann der Antikörper auch in den Kreislauf des Kindes gelangen. Nach der Geburt darf das Kind daher (Stand 2021) in den ersten zwölf Monaten nicht mit Lebendimpfstoffen geimpft werden (z. B. Rotaviren), da das kindliche Immunsystem noch beeinträchtigt sein kann.

- Für **IL-23-Antikörper** oder **Integrin-Inhibitoren** ist die Datenlage noch nicht so umfangreich. Daher ist noch keine Zulassung bei Schwangeren vorhanden. Bislang konnte in den vorhandenen Studien jedoch kein erhöhtes Sicherheitsrisiko festgestellt werden. Falls erforderlich, wird in Einzelfällen daher nach ausführlicher Aufklärung weitertherapiert.
- Für die **JAK-Inhibitoren** und **Ozanimod** ist noch keine Datenlage vorhanden. Daher wird von einer Therapie in der Schwangerschaft abgeraten.
- Absolut kontraindiziert (verboten) ist in der Schwangerschaft das Medikament **Methotrexat**, da es unter dieser Therapie zu schweren Schädigungen des Kindes kommen kann.
- Vorsicht ist auch bei der Einnahme von **Antibiotika** geboten. In diesem Zusammenhang sind z. B. die Präparate Metronidazol und Ciprofloxacin während der Schwangerschaft besonders kritisch.

Geburt und Stillzeit

Bei den meisten CED-Patientinnen ist wie bei gesunden Frauen eine natürliche vaginale **Geburt** möglich. In manchen Konstellationen sollte jedoch vorab zusammen mit den CED-Spezialistinnen und -Spezialisten sowie Gynäkologen bzw. Gynäkologinnen abgestimmt werden, ob ein Kaiserschnitt nicht die bessere Methode sein könnte. Das ist z. B. bei Patientinnen mit einem Stoma, einem Pouch oder auch einem ausgeprägten perianalen Fistelleiden der Fall, da man zusätzliche und übermäßige Belastungen oder Verletzungen des Beckenbodens vermeiden möchte.

Da **Stillen** einen positiven Einfluss auf die Entwicklung des kindlichen Mikrobioms und Immunsystems hat und vermutlich auch einen schützenden Effekt bei CED, gilt auch und insbesondere für CED-Patientinnen die Empfehlung, ihr Kind mit Muttermilch zu ernähren. Aus Studien wissen wir: Je länger die Stilldauer ist, desto größer ist auch der schützende Effekt vor einer chronisch-entzündlichen Darmerkrankung.

Patientinnen, die während der Stillzeit Medikamente einnehmen müssen, sollten sich dazu von ihrem behandelnden Arzt oder ihrer behandelnden Ärztin beraten lassen. Einige Präparate können auch in die Muttermilch übergehen, zeigen aber in Studien keinen schädlichen Effekt für das Kind. Andere Präparate sind in der Stillzeit dagegen eher zu vermeiden.

Medikamentöse Therapie bei CED während Schwangerschaft und Stillzeit, basierend auf den Empfehlungen der Fachgesellschaften (Stand 2025; kein Anspruch auf Vollständigkeit)

Medikamente	In der Schwangerschaft	In der Stillzeit
Mesalazin (5-ASA)	möglich	möglich
Sulfasalazin	möglich (auf Folsäuregabe achten)	möglich
Prednisolon (Kortison)	möglich (ggf. Stillabstand von vier Stunden)	möglich
Budesonid	möglich	möglich
Azathioprin	möglich	möglich (ggf. Stillabstand von vier Stunden)
Methotrexat	kontraindiziert	kontraindiziert
Infliximab/Adalimumab	möglich (ggf. Pause im dritten Trimenon)	möglich
Vedolizumab	begrenzte Datenlage, vermutlich möglich	begrenzte Datenlage, vermutlich möglich
Ustekinumab	begrenzte Datenlage, vermutlich möglich	begrenzte Datenlage, vermutlich möglich
JAK-Inhibitoren	kontraindiziert (mangelnde Datenlage)	kontraindiziert (mangelnde Datenlage)

Extra: Bekommt mein Kind auch Morbus Crohn oder Colitis ulcerosa?

Aus der Grundlagenforschung wissen wir, dass bei chronisch-entzündlichen Darmerkrankungen genetische (vererbbare) Faktoren einen Einfluss auf die Krankheitsentstehung haben können. Einige Betroffene haben Veränderungen im Erbgut, die die Bakterienabwehr im Darm oder auch die Immunantwort beeinflussen. Erstgradige Verwandte einer Person mit CED haben dabei ein erhöhtes Risiko (von fünf bis zehn Prozent), ebenfalls an einem Morbus Crohn oder einer Colitis ulcerosa zu erkranken. So konnten Untersuchungen an Zwillingen zeigen, dass insbesondere bei Morbus Crohn den vererbbaren Faktoren eine wichtige Rolle zukommt.

Viele werdende Eltern mit CED sind daher besorgt, ob die Krankheit an ihr Kind weitergegeben wird. Chronisch-entzündliche Darmerkrankungen sind jedoch keine klassische Erbkrankheit: Nicht jeder Mensch mit CED ist Träger von Risikogenen, und nicht jedes Kind einer Person mit Morbus Crohn oder Colitis ulcerosa bekommt automatisch auch eine CED. Von allen Menschen mit CED haben 85 Prozent keine Familienangehörigen, die an einer CED erkrankt sind. Die Risikogene sind dabei eher die Grundlage für eine erhöhte Krankheitsbereitschaft, die erst durch ein komplexes Zusammenspiel vieler verschiedener Faktoren zu einem Ausbruch der Erkrankung führt. Ob ein Kind eine CED entwickelt, zeigt sich jedoch erst im Laufe seines Lebens und lässt sich nicht vor der Geburt voraussagen. Eine genetische Untersuchung des Kindes ist daher medizinisch nicht sinnvoll. Denn selbst wenn das Kind Träger von Risikogenen wäre, hieße das noch lange nicht, dass es in seinem weiteren Leben auch eine chronisch-entzündliche Darmerkrankung entwickeln wird.

Was wir auch wissen: Manche Faktoren in der Kindheit schützen uns. Daher wird z.B. Stillen empfohlen. Ebenso sollte ein zu häufiger Gebrauch von Antibiotika in der Kindheit vermieden werden, falls nicht unbedingt nötig. Und die Weichen für eine gesunde antientzündliche Ernährung (ohne Fast Food und Industrienahrung) lassen sich auch schon in der Kindheit stellen!

Schwerbehindertenausweis bei CED

Je nach Schwere der CED kann der Krankheitsverlauf das Privat- und Berufsleben erheblich beeinflussen. Deshalb gibt es für CED-Patienten und -Patientinnen, die unter besonders schweren Auswirkungen ihres Morbus Crohn bzw. ihrer Colitis ulcerosa leiden, die Möglichkeit, einen Schwerbehindertenausweis zu beantragen. Dieser ermöglicht es, bestimmte Leistungen, Vergünstigungen und Kompensationen in Anspruch zu nehmen. Dazu zählen je nach Grad der Behinderung beispielsweise:

- Übernahme von Reise-, Haushaltshilfe- oder Kinderbetreuungskosten,
- flexiblere Studien- und Prüfungsbedingungen für Schüler, Auszubildende und Studierende,
- Erhaltung oder Erlangung eines behindertengerechten Arbeitsplatzes,
- Zusatzurlaub, Reduzierung der Wochenarbeitszeit und Freistellung von Mehrarbeit,
- besonderer Kündigungsschutz,
- Freibeträge beim Wohngeld,
- unentgeltliche Beförderung im öffentlichen Nahverkehr,
- Steuerfreibeträge ab einem Grad der Behinderung (GdB) von zwanzig.

Ob Sie Anspruch auf einen Schwerbehindertenausweis haben, hängt vom GdB ab, der das Ausmaß der Auswirkungen einer Einschränkung auf die Teilhabe am gesellschaftlichen Leben beschreibt. Der GdB kann zwischen zwanzig und hundert liegen und wird in Zehnerschritten gestaffelt. Je höher der GdB ist, desto stärker sind die Beeinträchtigungen und umso mehr Nachteilsausgleiche können in Anspruch genommen werden. Als schwerbehindert gelten Menschen mit einem GdB von mindestens fünfzig.

Verantwortlich für die Ermittlung des GdB ist das Versorgungsamt. Dabei geht es bei der Feststellung der Behinderung nicht darum, welche Erkrankung vorliegt, sondern wie stark diese den Alltag der Betroffenen einschränkt.

Der Euroschlüssel (Euro-Key)

Besonders Menschen mit Bowel Urgency, also dringendem Stuhldrang, können vom sogenannten Euroschlüssel (Euro-Key) profitieren. Seit 1986 gibt es den Euroschlüssel, also den Zugang für das Schließsystem behindertengerechter Anlagen, die mittlerweile nahezu flächendeckend in Deutschland, Österreich und der Schweiz zu finden sind. Jede Person, die im Besitz eines Euroschlüssels ist, kann diese Einrichtungen betreten und nutzen. Es handelt sich beispielsweise um Behindertentoiletten in Städten, öffentlichen Gebäuden, Bahnhöfen, Autobahnraststätten, Hochschulen, Freizeitanlagen, Kaufhäusern usw. Berechtigt ist für den Euroschlüssel nur ein eingeschränkter Personenkreis, der auf einen schnellen Zugang zu Toiletten angewiesen ist. Zum Kauf eines Euroschlüssels zugelassen sind behinderte Personen, die in ihrem Schwerbehindertenausweis entweder (unabhängig vom Grad der Behinderung) eines der **Merkzeichen aG, B, H oder Bl** oder das **Merkzeichen G und einen Grad der Behinderung (GdB)** von mindestens siebzig eingetragen haben.

Zu diesem Personenkreis gehören in der Regel:

- Blinde und Sehbehinderte,
- schwer Gehbehinderte und Rollstuhlfahrer bzw. -fahrerinnen,
- Stomaträgerinnen und -träger,
- Schwerbehinderte, die eine Hilfsperson brauchen,
- an Multipler Sklerose Erkrankte,
- Personen mit CED,
- Menschen mit chronischen Blasen- oder Darmleiden.

Der **Euroschlüssel** wird vom Darmstädter Verein **Club Behinderter und ihrer Freunde, Darmstadt und Umgebung e.V. (CBF)**, deutschland- und europaweit kostenpflichtig vertrieben. Ferner gibt es dort auch das Verzeichnis »**Der Locus**«, in dem über 12 000 Toilettenstandorte in Deutschland und Europa verzeichnet sind.

Parkerleichterung

Für Menschen mit chronisch-entzündlichen Darmerkrankungen mit einem festgestellten Grad der Behinderung von wenigstens sechzig gibt es Dank der Bemühungen der Deutschen Morbus Crohn/Colitis ulcerosa Vereinigung (DCCV) seit 2009 auch die Möglichkeit, eine Parkerleichterung zu erhalten. Ein Antrag für diesen orangefarbenen Parkausweis kann beim örtlich zuständigen Straßenverkehrsamt gestellt werden.

Anhang

Checkliste zur Vorbereitung des Arztbesuchs bei CED

Wer kennt das nicht: Zuhause macht man sich viele Gedanken und hat viele Fragen. Sobald man aber nach langer Wartezeit endlich beim Arzt ist, fällt einem manches nicht mehr ein, oder man traut sich nicht zu fragen. Und sobald man die Praxis wieder verlassen hat, erinnert man sich an all die wichtigen Dinge, die man eigentlich besprechen wollte. So geht es sehr vielen CED-Patientinnen und -Patienten. Diese Checkliste soll Ihnen helfen, Ihren nächsten Arztbesuch besser vorzubereiten.

Vor dem ersten Arztbesuch:

- Schreiben Sie eine kurze Zusammenfassung der bisherigen Krankengeschichte (Beginn, bisherige Symptome, Untersuchungen, Therapien, Komplikationen).
- Stellen Sie wichtige Unterlagen zusammen (Laborbefunde des Hausarztes, frühere OP-Berichte, Krankenhausberichte, aktuelle Medikamentenliste, Impfpass).

Vor Kontrolluntersuchungen:

- Was hat sich seit dem letzten Besuch geändert? Welche Symptome haben sich gebessert, verschlechtert oder sind neu aufgetreten? Dabei kann auch das Ausfüllen der CED-Disk helfen.
- Wie wird die derzeitige Medikation vertragen? Sind Nebenwirkungen aufgetreten?
- Was gibt es Neues (anstehende Reisen, Operationen bzw. Zahneingriffe, Kinderwunsch, Schwangerschaft, Beruf)?

Vor der Entscheidung für eine Therapie:

Notieren Sie sich Ihre wichtigsten Fragen:

- Welche medikamentösen oder operativen Therapieoptionen gibt es für mich derzeit?
- Wie wirkt das vorgeschlagene Medikament? Wie schnell wirkt es?
- Welche Nebenwirkungen gibt es? Welche Wechselwirkungen zu anderen Medikamenten können auftreten?
- Welche Vor- und Nachteile hat die vorgeschlagene Therapie gegenüber anderen Therapien? Was wären die Alternativen?
- Wie lange dauert die Therapie und wie wird sie angewendet (Infusion, subkutan, Tablette, wie häufig)?
- Was ist das Therapieziel und wie wird es kontrolliert?
- Was muss ich bei Reisen beachten?
- Kann ich unter der Therapie schwanger werden?
- Was passiert, wenn ich mich gegen eine Therapie entscheide?
- Welche komplementärmedizinischen Möglichkeiten gibt es?
- Wo bekomme ich ernährungsmedizinische Unterstützung?

Während des Gesprächs:

- Machen Sie sich Notizen.
- Fragen Sie nach, wenn Sie etwas nicht richtig verstanden haben.
- Teilen Sie Ihren Ärzten auch Sorgen und Bedenken mit.
- Vereinbaren Sie zum Schluss die nächsten Schritte und den nächsten Termin.

Wichtige Fachausdrücke und Abkürzungen für Patientinnen und Patienten erklärt

Abdomen	Bauchraum
Abszess	abgekapselte Eiteransammlung
antiinflammatorisch	gegen die Entzündung gerichtet
Anus	Darmausgang
Biopsie	Entnahme von Gewebe zur weiteren Untersuchung
Calprotectin	Stuhlmarker zur Bestimmung der Entzündungsaktivität
CBD	Cannabidiol
CDED	Crohn's Disease Exclusion Diet
CED	chronisch-entzündliche Darmerkrankung
CRP	C-reaktives Protein (Entzündungsmarker, der im Blut bestimmt werden kann)
CT	Computertomografie
Defensine	Abwehrstoffe des Immunsystems im Darm
DiGA	digitale Gesundheitsanwendung (sogenannte App auf Rezept)
Dilatation	Aufdehnung von Engstellen, z. B. im Darm
Duodenum	Zwölffingerdarm
EET	exklusive enterale Ernährung
Endoskopie	Spiegelung von Hohlorganen (z. B. Darm) mit einem schlauchartigen Instrument (Endoskop) von innen
Fistel	normalerweise nicht vorhandener Verbindungsgang zwischen Hohlräumen im Körper (z. B. zwischen Darm und Harnblase)

FMT	fäkaler Mikrobiomtransfer (Stuhltransplantation)
FODMAP	englische Abkürzung für fermentierbare Oligosaccharide, Disaccharide, Monosaccharide und Polyole
Fructose-intoleranz	Unverträglichkeit von Fruchtzucker
IBD	Inflammatory Bowel Disease (englisch für CED)
Ileitis	Entzündung des Ileums
Ileokoloskopie	endoskopische Untersuchung des Dickdarms und des letzten Abschnitts des Dünndarms (terminales Ileum)
Ileum	letzter Abschnitt des Dünndarms (auch terminales Ileum genannt)
Ileus	Darmverschluss
Inflammation	Entzündung
JAK-Inhibitoren	Medikamente, die gegen die Januskinase gerichtet sind
Jejunum	mittlerer Teil des Dünndarms
Klysma	Darmeinlauf, z. B. zur lokalen Verabreichung von Medikamenten
Kolektomie	operative Entfernung des Dickdarms
Kolon	Dickdarm
Koloskopie	Spiegelung des Dickdarms mit einem Endoskop
Konglomerat-tumor	entzündlich verbackene Darmschlingen, die wie ein Tumor aussehen (aber nicht bösartig sind)

KRK	Abkürzung für kolorektales Karzinom (Darmkrebs)
Lactose-intoleranz	Unverträglichkeit von Milchzucker
Leaky Gut	durchlässige Darmbarriere
MCT-Fette	Fette mit mittelkettigen Fettsäuren
MRT	Magnetresonanztomografie
Obstipation	Verstopfung
Osteopenie	reduzierte Knochendichte
Osteoporose	Schwund des Knochengewebes mit erhöhter Gefahr für Brüche
Pankolitis	Entzündung des gesamten Dickdarms
Pankreatitis	Entzündung der Bauchspeicheldrüse
parenterale Ernährung	Zufuhr aller Nahrungsbestandteile über den Blutkreislauf unter Umgehung des Verdauungssystems (also z. B. über die Vene)
Perforation	Durchbruch (z. B. der Darmwand)
PMR	progressive Muskelrelaxation (Entspannungsverfahren)
Pouch	Reservoir, das durch eine operative Verbindung von Dünndarmanteilen entsteht und den Dünndarm nach Entfernung des Dickdarms mit dem After verbindet
Pouchitis	Entzündung des Pouches
Proktitis	Entzündung des Mastdarms
PSC	primär sklerosierende Cholangitis
Pyoderma gangraenosum	Hautgeschwüre als extraintestinale Manifestation einer chronisch-entzündlichen Darmerkrankung

RDS	Abkürzung für Reizdarmsyndrom
Rektoskopie	endoskopische Untersuchung des Rektums (letzter Abschnitt des Dickdarms)
Rektum	letzter Abschnitt des Dickdarms
Remission	Beschwerdefreiheit bzw. Schubfreiheit
Resorption	Aufnahme von Nährstoffen aus dem Darm in den Blutkreislauf
SCD	Specific Carbohydrate Diet
Sonografie	Ultraschalluntersuchung
Steatorrhö	Fettstühle (Ausscheidung von unverdautem Nahrungsfett über den Stuhl)
Stenose	Einengung des Darmes als Folge vernarbender Entzündungen
Stoma	künstlicher Darmausgang
TCM	Traditionelle Chinesische Medizin
THC	Tetrahydrocannabinol
Tight Junctions	Proteine, die die Darmwand abdichten
TNF-alpha	Tumornekrosefaktor alpha
Urgency	imperativer Stuhldrang
Zöliakie	genetisch bedingte Autoimmunerkrankung, die zu einer Entzündung der Darmschleimhaut durch Gluten führt
Zytokine	entzündungsregulierende Botenstoffe

Quellen

Ghosh, S./Louis, E./Beaugerie, L. et al.: Development of the IBD disk: a visual self-administered tool for assessing disability in inflammatory bowel diseases, in: Inflammatory Bowel Disease 23/3 (2017), S. 333–340.

Kucharzik, T./Dignass, A./Atreya, R. et al.: Aktualisierte S3-Leitlinie Colitis ulcerosa (Version 6.2), Januar 2024 – AWMF-Registriernummer: 021-009, in: Zeitschrift für Gastroenterologie 62 (2024), S. 769–858.

Sozialgesetzbuch (SGB) Fünftes Buch (V) – Gesetzliche Krankenversicherung – (Artikel 1 des Gesetzes vom 20. Dezember 1988, BGBl. I S. 2477), das zuletzt durch Artikel 6 des Gesetzes vom 23. Oktober 2024 (BGBl. 2024 I Nr. 324) geändert worden ist

Weiterführende Literatur

Agrawal, M./Christensen, H.S./Bøgsted, M./Colombel, J.F./Jess, T./Allin, K.H.: The rising burden of inflammatory bowel disease in Denmark over two decades: a nationwide cohort study, in: Gastroenterology 163 (2022), S. 1547–1554.

Däbritz, J./Gerner, P./Enninger, A. et al.: Inflammatory bowel disease in childhood and adolescence – diagnosis and treatment, in: Deutsches Ärzteblatt International 114 (2017), S. 331–338.

Deas, J./Shah, N.D./Konijeti, G.G./Lundin, A./Lanser, O./Magavi, P./Ali, S.: Dietary therapies for adult and pediatric inflammatory bowel disease, in: Nutrition in Clinical Practice 39/3 (2024), S. 530–545.

Dulai, P.S./Singh, S./Jairath, V./Wong, E./Narula, N.: Integrating evidence to guide use of biologics and small molecules for inflammatory bowel diseases, in: Gastroenterology 166/3 (2024), S. 396.e2–408.e2.

Feakins, R./Torres, J./Borralho-Nunes, P./Burisch, J./Cúrdia Gonçalves, T./De Ridder, L./Driessen, A./Lobatón, T./Menchén, L./

Mookhoek, A./Noor, N./Svrcek, M./Villanacci, V./Zidar, N./Tripathi, M.: ECCO topical review on clinicopathological spectrum and differential diagnosis of inflammatory bowel disease, in: Journal of Crohn's and Colitis 16/3 (2022), S. 343–368.
Halmos, E.P./Godny, L./Vanderstappen, J./Sarbagili-Shabat, C./Svolos, V.: Role of diet in prevention versus treatment of Crohn's disease and ulcerative colitis. Frontline Gastroenterology 15/3 (2024), S. 247–257.
Jadhav, A./Jagtap, S./Vyavahare, S./Sharbidre, A./Kunchiraman, B.: Reviewing the potential of probiotics, prebiotics and synbiotics: advancements in treatment of ulcerative colitis, in: Frontiers in Cellular and Infection Microbiology 13 (2023), S. 1268041.
Montrose, J.A./Kurada, S./Fischer, M.: Current and future microbiome-based therapies in inflammatory bowel disease, in: Current Opinion in Gastroenterology 40/4 (2024), S. 258–267.
Ng, S.C./Shi, H.Y./Hamidi, N. et al.: Worldwide incidence and prevalence of inflammatory bowel disease in the 21st century: a systematic review of population-based studies, in: Lancet 390 (2017), S. 2769–2778.
Nielsen, O.H./Gubatan, J.M./Kolho, K.L./Streett, S.E./Maxwell, C.: Updates on the management of inflammatory bowel disease from periconception to pregnancy and lactation, in: Lancet 403/10433 (2024), S. 1291–1303.
Robert Koch-Institut: Empfehlungen der Ständigen Impfkommission beim Robert Koch-Institut 2023, in: Epidemiologisches Bulletin 4 (2023), S. 1–68.
Sturm, A./Atreya, R./Bettenworth, D. et al.: Aktualisierte S3-Leitlinie »Diagnostik und Therapie des Morbus Crohn« der Deutschen Gesellschaft für Gastroenterologie, Verdauungs- und Stoffwechselkrankheiten (DGVS), in: Zeitschrift für Gastroenterologie 60 (2022), S. 332–418.
Turner, D./Ricciuto, A./Lewis A. et al.: STRIDE-II. An update on the Selecting Therapeutic Targets in Inflammatory Bowel Disease (STRIDE) initiative of the International Organization

for the Study of IBD (IOIBD): determining therapeutic goals for treat-to-target strategies in IBD, in: Gastroenterology 160 (2021), S. 1570–1583.
Vidal-Gallardo, A./Méndez Benítez, J.E./Flores Rios, L./Ochoa Meza, L.F./Mata Pérez, R.A./Martínez Romero, E./Vargas Beltran, A.M./Beltran Hernandez, J.L./Banegas, D./Perez, B./Martinez Ramirez, M.: The role of gut microbiome in the pathogenesis and the treatment of inflammatory bowel diseases, in: Cureus 16/2 (2024), S. e54569.
Zhang, L./Agrawal, M./Ng, S.C./Jess, T.: Early-life exposures and the microbiome: implications for IBD prevention, in: Gut 73/3 (2024), S. 541–549.

Hilfreiche Adressen und Tipps

DCCV

Die Deutsche Morbus Crohn/Colitis ulcerosa Vereinigung (DCCV) e.V. wurde 1982 von Betroffenen gegründet und ist der größte nationale Selbsthilfeverband für die über 400 000 Menschen mit einer chronisch-entzündlichen Darmerkrankung in Deutschland. Neben der persönlichen Beratung und Unterstützung von Betroffenen und ihren Angehörigen vermittelt die DCCV Kontakte zu Selbsthilfegruppen vor Ort sowie zu Ärztinnen und Ärzten, Pflegepersonal, Krankenhäusern und Kurkliniken. Bei Fragen oder Problemen mit Krankenkassen, Sozial- und Versorgungsämtern, Rentenversicherungsträgern oder Arbeitgebern steht den DCCV-Mitgliedern der Arbeitskreis Sozialrecht zur Seite. Mitglieder erhalten darüber hinaus auch Rechtsschutz vor deutschen Sozialgerichten. Für Familien, Jugendliche oder Stomaträger und -trägerinnen gibt es eigene Untergruppen zum Interessenaustausch.

Besonders interessant: Auf der Website der DCCV finden sich immer auch aktuelle Studienaufrufe und Informationen zu klinischen Studien für CED-Patientinnen und -Patienten.

Im Internet: www.dccv.de

SELPERS

Die österreichische Online-Plattform entwickelt in Zusammenarbeit mit Medizinern und Medizinerinnen sowie mit Unterstützung von Selbsthilfegruppen seit 2016 kostenlose Patientenschulungen, um Betroffene und deren Angehörige über Krankheiten aufzuklären und mit lebensnahen Tipps und Hilfestellungen zu unterstützen, auch bei CED.

Im Internet: www.selpers.com

Kompetenznetz Darmerkrankungen

Das Kompetenznetz Darmerkrankungen ist ein Verbund von Wissenschaftlerinnen und Wissenschaftlern, niedergelassenen Ärzten und Ärztinnen, Fachkliniken, universitären Instituten und der Wirtschaft, der sich intensiv mit den Ursachen und Behandlungsmöglichkeiten bei Morbus Crohn und Colitis ulcerosa beschäftigt. Auf seiner Website findet man neue Studienergebnisse und interessante Informationen zu laufenden Studien oder Medikamenten.

Im Internet: www.kompetenznetz-darmerkrankungen.de

DGVS

Die DGVS ist die Deutsche Gesellschaft für Gastroenterologie, Verdauungs- und Stoffwechselerkrankungen. Auf ihrer Website findet man die jeweils aktuellen Leitlinien zur Behandlung von Morbus Crohn und Colitis ulcerosa zum Download, auch in patientengerechter Sprache.

Im Internet: www.dgvs.de

Gastro-Liga

Die Gastro-Liga ist eine unabhängige und gemeinnützige Organisation von Ärzteschaft und Laien. Auf ihrer Website finden sich viele Patientenratgeber und hilfreiche Tipps, auch zum Thema Morbus Crohn und Colitis ulcerosa.

Im Internet: www.gastro-liga.de

ECCO

Die European Crohn's and Colitis Organisation (ECCO) ist eine Non-Profit-Organisation, die sich auf die chronisch-entzündlichen Darmerkrankungen fokussiert. Mitglieder sind Einzelpersonen, aber auch Organisationen und Institute. Ihr Ziel ist es, die Situation von Menschen mit CED in Europa und darüber hinaus zu verbessern.

Im Internet: www.ecco-ibd.eu

EFCAA

Die European Federation of Crohn's and Ulcerative Colitis (EFCCA) oder Europäische Crohn/Colitis-Vereinigung ist der Dachverband für 29 nationale CED-Patientenorganisationen und drei assoziierte Organisationen außerhalb Europas.

Im Internet: www.efcca.org

ILCO

Die deutsche ILCO e.V. ist die größte deutsche Selbsthilfevereinigung von Stomaträgern und -trägerinnen sowie Menschen mit Darmkrebs und ihren Angehörigen. Personen mit CED, bei denen die Anlage eines künstlichen Darmausgangs (Stoma) zur Diskussion steht, finden auf ihrer Website viele hilfreiche und praxisnahe Tipps, Patientenberichte und Ansprechpersonen zum Austausch.

Im Internet: www.ilco.de

Nutritional Therapy for IBD

Dies ist eine gemeinnützige Organisation in den USA, die kostenlos einen sehr guten und aktuellen Überblick über die derzeit gängigen Ernährungskonzepte bei CED bietet (in englischer Sprache), ebenso mehr als 1000 dazu passende Rezepte.

Im Internet: www.nutritionaltherapyforibd.org

Ernährungstagebuch (Kopiervorlage)

Mein Ernährungstagebuch

Datum	Uhrzeit	Welche Nahrungsmittel und in welcher Menge?	Welche Getränke und in welcher Menge?
Tag 1			
Tag 2			
Tag 3			
Tag 4			
Tag 5			

Stuhlgang (z. B. Häufigkeit, Farbe, Schmerzen, Verstopfung, Durchfall, Stuhldrang, Blut/ Schleim, nachts)	**Körperliche Beschwerden allgemein** (z. B. Bauchschmerzen, Blähungen, Müdigkeit, Hautprobleme, Gelenkschmerzen)	**Sonstiges** (z. B. Gewicht, Appetit, Stimmung, körperliche und seelische Belastbarkeit)

Register